LA
TUBERCULOSE
DANS L'ARMÉE

PAR

LE Dʳ A. KELSCH

MÉDECIN INSPECTEUR
DE L'ARMÉE
MEMBRE DE L'ACADÉMIE DE MÉDECINE

Avec tracés et cartes

PARIS

OCTAVE DOIN, ÉDITEUR

8, PLACE DE L'ODÉON, 8

—

1903

LA

TUBERCULOSE

DANS L'ARMÉE

LA
TUBERCULOSE
DANS L'ARMÉE

PAR

LE Dr A. KELSCH

MÉDECIN INSPECTEUR
DE L'ARMÉE
MEMBRE DE L'ACADÉMIE DE MÉDECINE

———

Avec tracés et cartes

———

PARIS
OCTAVE DOIN, ÉDITEUR
8, PLACE DE L'ODÉON, 8

—

1903

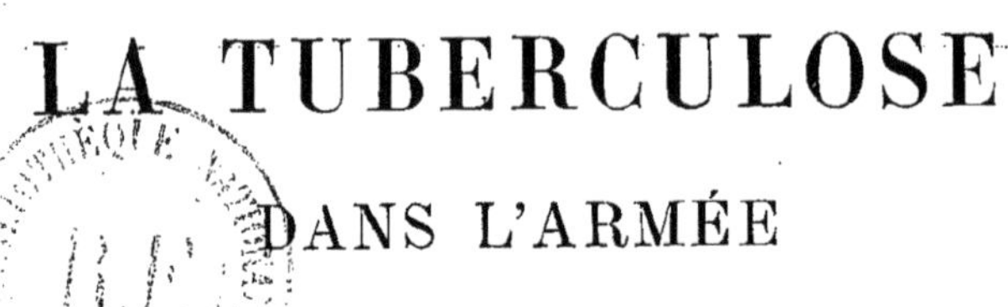

LA TUBERCULOSE
DANS L'ARMÉE

I. — FRÉQUENCE
ET FORMES DE LA TUBERCULOSE DANS L'ARMÉE

La tuberculose est, de toutes les maladies, celle qui prélève le plus lourd tribut sur l'espèce humaine. Elle frappe tous les âges et n'épargne aucune condition sociale. Son étude passionne la médecine depuis trente-cinq ans, c'est-à-dire depuis le jour où l'immortelle découverte de Villemin a déchiré le voile qui enveloppait son origine et sa nature. Combattre ce redoutable fléau, est un but qui se poursuit avec une ardeur toujours croissante dans tous les pays de progrès. La nécessité de la lutte contre lui s'est élevée à la hauteur d'une question de défense sociale. Elle a soulevé une véritable croisade, à laquelle les pouvoirs publics eux-mêmes n'ont pas hésité à prendre part.

Pas plus que les autres maladies infectieuses, cette lèpre moderne ne respecte la caserne. Les armées, bien que formées de sujets triés avec soin et protégés, après leur incorporation, par une hygiène jalouse de les faire bénéficier de tous les progrès de la science, lui paient un large tribut.

Parmi les tuberculeux, les uns meurent sous les drapeaux, les autres sont l'objet de réformes temporaires ou définitives; certains sont pensionné lorsque leur maladie à pu être attribuée aux fatigues du service. Le total des déchets se compose des morts et des éliminés. L'importance numérique de ces deux groupes varie respectivement en raison

ARMÉE FRANÇAISE

Années	AFFECTIONS TUBERCULEUSES EN GÉNÉRAL			
	Morbidité.	Mortalité.	Réformes Retraites	Déchet total : décès et éliminations.
1880	»	1.24	2.70	3.91
1881	»	1.05	2.65	3.70
1882	»	1.00	2.88	3.88
1883	»	1.04	2.63	3.67
1884	»	1.04	2.93	3.97
1885	»	1.00	3.26	4.26
1886	»	1.02	3.23	4.25
1887	»	0.99	3.56	4.55
1888	4.38	1.18	4.30	5.48
1889	4.85	1.05	4.94	5.99
1890	5.11	1.08	5.70	6.78
1891	5.72	1.33	6.10	7.43
1892	5.71	1.04	6.55	7.59
1893	5.88	0.94	6.33	7.27
1894	6.13	1.01	6.55	7.56
1895	7.03	1.14	8.34	9.48
1896	6.38	0.94	7.34	8.28
1897	6.84	0.95	7.84	8.79
1898	6.47	0.88	7.13	8.01
1899	5.81	0.82	6.06	6.88
1900	3.85			
1901	4.01			

ARMÉE ALLEMANDE

Années	PHTISIE	
	Morbidité.	Mortalité.
1880/81	2.0	1.65
1881/82	3.1	1.49
1882/83	3.3	1.56
1883/84	3.5	1.34
1884/85	3.1	1.31
1885/86	3.3	1.27
1886/87	3.2	1.08
1887/88	3.1	0.94
1888/89	3.0	1.12
1889/90	3.2	1.06
TUBERCULOSE EN GÉNÉRAL		
1890/91	3.3	0.44
1891/92	3.1	»
1892/93	2.4	0.46
1893/94	2.4	»
1894/95	2.3	»
1895/96	2.3	»
1896/97	2.2	0.36
1897/98	1.9	0.30
1898/99	1.7	

ARMÉE BAVAROISE

Années	TUBERCULOSE PULMONAIRE			
	Morbidité.	Mortalité.	Réformes.	Déch total.
1890/91	4.7	0.40	3.7	4.1
1891/92	4.5	0.71	4.7	5.4
1892/93	2.6	0.27	2.3	2.5
1893/94	2.9	0.42	2.5	2.9
1894/95	2.6	0.35	2.4	2.7
1895/96	3.	0.48	2.7	3.1

ARMÉE ITALIENNE

Années	TUBERCULOSE PULMONAIRE — MORBIDITÉ ENTRÉES		Mortalité.	TUBERCULOSE DES AUTRES ORGANES		Total des décès	Réforme.	Déchet total par décès et éliminations.
	Dans les hôpitaux militaires.	Dans tous les établissements.		Morbidité.	Mortalité.			
880	1.22	»	1.47	La morbidité n'est pas indiquée dans la statistique.	0.10	1.57	1.23	2 80
881	1.06	»	0.89		0.07	0.96	1.48	2.44
882	0.98	»	0.86		0.06	0.92	0.94	1.86
883	0.97	»	1.05		0.07	1 12	0.89	2.01
884	0.85	»	1.01		0.09	1.1.	1.00	2.10
885	0.71	»	0.95		0.05	1.00	0.88	1.88
886	0.77	»	1.04		0.06	1.10	0 89	1.90
887	0.81	»	0.80		0.12	0.92	1.10	2.02
888	0.93	»	1.08		0.04	1.12	1.04	2.16
889	0.98	»	1.21		0.27	1.48	1.25	2.73
890	1.21	»	1.44		0.31	1.75	1.25	3.00
891	1.10	»	1.32		0.29	1.61	1.18	2.79
892	1.16	»	1.07		0.31	1.38	1.35	2.73
893	1.00	»	0.81		0.22	1.03	1.18	2.21
894	0.90	»	0.62		0.25	0.87	1.42	2.20
895	1.03	»	0.84		0.26	1.10	1.52	2.62
896	0.77	»	0.66		0.25	0.91	1.10	2.01
897	1.02	»	0.49		0.23	0.72	1.20	1.02
898	0.97	1.15	0.42		0.20	0.62	0.71	1.33
899	0.97	1.22	0.31		0.21	0.55	1.20	1.74

ARMÉE AUTRICHIENNE

Années	TUBERCULOSE PULMONAIRE		TUBERCULOSE des autres organes : séreuses, glandes lymphat., os, articulat., testicules, etc.		Morbidité totale.	Mortalité totale.
	Morbidité.	Décès.	Morbidité.	Décès.		
1888	3.9	1.4	0.3	»	4.2	»
1889	3.7	1.2	0.4	»	4.1	»
1890	4.1	1.3	0.6	0.2	4.7	1.5
1891	3.9	1.0	0.5	0.2	4.4	1.2
1892	3.5	1.03	»	»	»	»
1893	3.2	0.80	»	»	»	»
1894	1.9	0.51	1.7	0.10	3.6	0.61
1895	1.5	0.28	1.6	0.05	3.4	0.33
1896	1.3	0.23	1.5	0.06	2.8	0.29
1897	1.4	0.32	1.5	0.05	2.9	0.37
1898	1.2	0.23	1.6	0 06	2.8	0.29
1899	1.1	0.23	1.5	0.05	2.6	0 28
1900	1.3	0.20	1.5	0.05	2 8	0.25

Les éléments de ce tableau sont extraits des statistiques annuelles des principales armées européennes. Ceux de l'armée bavaroise sont empruntés aux « *Veröffentlichungen aus dem Gebiete des Militär-Sanitätswesens* », publié par le ministère de la guerre prussien (14e fascicule, p. 2).

Dans les statistiques prussienne, bavaroise et autrichienne, les éliminations par réformes traitées ne sont pas explicitement indiquées.

La morbidité par tuberculose des organes autres que le poumon n'est pas indiquée dans les statistiques italiennes.

inverse l'un de l'autre, suivant que les éliminations ont été plus ou moins hâtives.

Le tableau qui précède donne une idée des pertes subies au titre de la tuberculose par les différentes armées européennes.

Les chiffres qui y sont consignés ne sont certainement pas à l'abri de toute critique. Ceux qui se rapportent aux époques lointaines sont entachés d'erreurs inévitables dans un temps où l'on ne connaissait guère d'autres localisations tuberculeuses que celles du poumon et de l'intestin. Ils deviennent plus sûrs à mesure que le diagnostic s'affine en s'appuyant sur la bactériologie et l'expérimentation; cela veut dire que ce sont surtout les documents de ces dix dernières années qui sont à prendre en considération, et méritent de servir de terme de comparaison dans les études à poursuivre sur ce sujet. D'autre part, bien que donnant plus de sécurité à la statistique qu'autrefois, ces chiffres, qui sont la matière première de notre travail, ne laissent pas de commander une certaine réserve, parce que les modes de supputation, les procédés de la statistique varient d'un pays à l'autre, et surtout parce qu'ils sont certainement partout inférieurs à la réalité.

En effet, nombre de tuberculeux sont classés indûment sous les rubriques diverses de bronchite chronique, d'anémie, de scrofule, d'hémoptysie et surtout de pleurésie. Celle-ci tient une place propre et indépendante dans toutes les nomenclatures. Or, nos hôpitaux militaires reçoivent annuellement 3 000 à 3 500 pleurétiques dont les 3/5 au moins, nous l'avons démontré naguère, le professeur Vaillard et moi, ressortissent de droit à la tuberculose (1).

Il en est probablement de même dans toutes les armées. On peut juger, par cet exemple, des lacunes qui s'introduisent dans la statistique de cette affection, à la faveur des délimitations toujours plus ou moins artificielles que nos nomenclatures établissent entre ses diverses localisations et les localisations similaires d'affections différentes. Nulle part, on ne connaît le niveau exact de la morbidité tuberculeuse:

une seule notion est certaine, c'est que les chiffres qui la
représentent sont partout au-dessous de la vérité. Mais tels
qu'ils sont, ils portent témoignage des pertes considérables
que cette maladie inflige aux effectifs sous une forme ou sous
une autre dans les principales armées européennes. La nôtre
tient le premier rang dans l'ordre qui en établit la fréquence
respective entre elles. Je ne puis m'empêcher de penser que
les écarts notables qui la séparent de ses congénères sont
dus, en partie du moins, à des divergences dans les procédés
d'opération. C'est ainsi que les statistiques étrangères, notamment celle de l'Allemagne[1], consacrent des chapitres spéciaux aux affections chroniques des systèmes lymphathique et
osseux, et même à l'hémoptysie sans lésion apparente du
poumon, tandis que la nôtre les passe sous silence, parce
que probablement, en raison de leur nature presque toujours bacillaire, elle les rapporte à la tuberculose et les con-
fond avec elle.

J'ai relevé, dans la comparaison des statistiques française
et allemande, une autre observation qui mérite d'être retenue
et surtout interprétée : à savoir la différence qu'y présente
l'évolution multi-annuelle respective de la tuberculose dans
les deux armées. Tandis que, dans ces dix dernières années,
la morbidité a baissé progressivement dans les troupes alle-
mandes, elle n'a cessé d'augmenter chez les nôtres, comme le
montre la figure ci-contre (fig. n° 1). On y voit la courbe monter
d'une façon ininterrompue jusqu'en 1898 où elle subit une
brusque inflexion due certainement à la salutaire influence
du congé de réforme temporaire institué par la loi du
1er avril 1898. Nombre de candidats à la tuberculose sont
éliminés prématurément de l'armée par elle sous des titres
divers : faiblesse de constitution, bronchite chronique, scro-
fulose, pleurésie, imminence de tuberculose. Il devait en
résulter un notable dégrèvement pour la morbidité générale

---

[1] Cette désignation comprend l'armée prussienne plus les Saxons (12e
et 19e corps) et les Wurtembergeois (13e corps d'armée).

Morbidité comparative par tuberculose dans les armées française
et allemande pendant ces dix dernières années.

Cas %oo 1888 1889 1890 1891 1892 1893 1894 1895 1896 1897 1898 1899 1900 1901
7.2
7
6.8
6.6
6.4
6.2
6
5.8
5.6
5.4
5.2
5
4.8
4.6
4.4
4.2
4
3.8
3.6
3.4
3.2
3
2.8
2.6
2.4
2.2
2
1.8
1.7
1890/91 1891/92 1892/93 1893/94 1894/95 1895/96 1896/97 1897/98 1898/99
Armée française   Armée allemande.

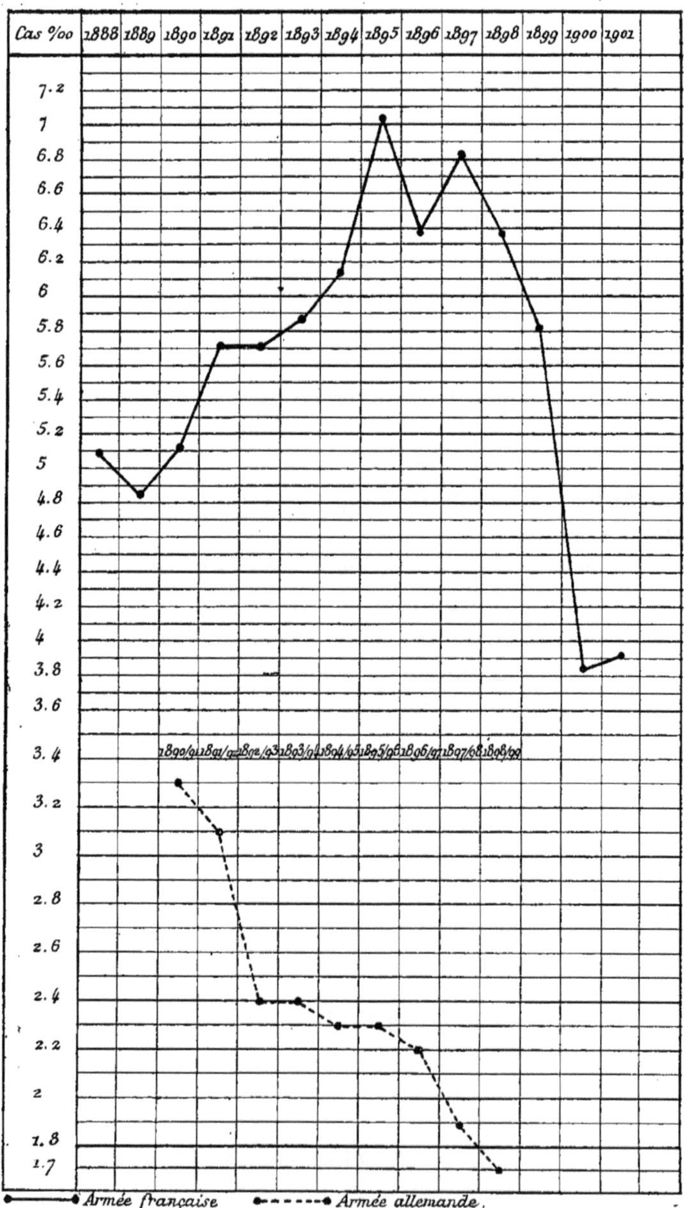

Fig. 1.

de cette affection. La raison de cette amélioration est d'un
ordre particulier, ressortissant à la prévoyance médicale ; elle
n'a point de signification pathogénique.

Pourquoi la morbidité tuberculeuse va-t-elle sans cesse
en augmentant chez nous ? Cet accroissement est-il le résultat du perfectionnement de nos méthodes de diagnostic ?
On l'a dit, mais sans convaincre personne. Car nous
sommes aussi habitués à la recherche du bacille que nos

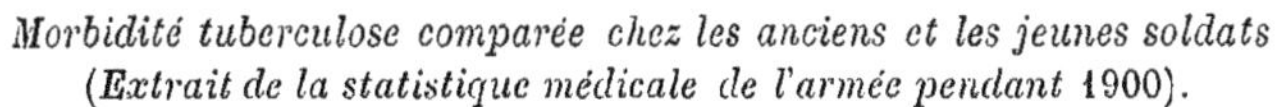

Morbidité tuberculose comparée chez les anciens et les jeunes soldats
(Extrait de la statistique médicale de l'armée pendant 1900).

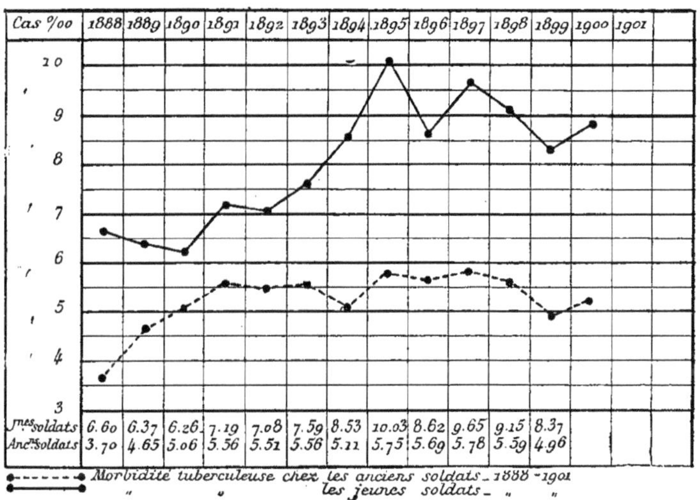

Cas %oo	1888	1889	1890	1891	1892	1893	1894	1895	1896	1897	1898	1899	1900	1901
Jnes soldats	6.60	6.37	6.26	7.19	7.08	7.59	8.53	10.03	8.62	9.65	9.15	8.37		
Anc.s soldats	3.70	4.65	5.06	5.56	5.51	5.56	5.11	5.75	5.69	5.78	5.59	4.96		

Fig. 2.

confrères militaires d'Outre-Rhin, et si ici, on constate un
abaissement et là une ascension graduels de la morbidité,
la divergence doit tenir à une cause inhérente au sujet et
indépendante des procédés d'investigation.

Résignons-nous pour le moment à ce pénible aveu : la
tuberculose est en progrès dans notre armée, malgré la
lutte qui y est engagée contre elle depuis plus de dix ans.
C'est en vain que l'on voudrait nier cette douloureuse vérité,

en se retranchant derrière l'argument spécieux des erreurs de calcul ou des artifices de statistique. L'interprétation rigoureuse des chiffres ne laisse aucun doute à cet égard. Toutefois, le double graphique de la figure 2 montre que *l'accroissement porte uniquement sur les jeunes soldats*, et cette limitation du mouvement ascensionnel à ce groupe de militaires indique suffisamment dans quel sens nous aurons à nous orienter pour en découvrir la cause.

La tuberculose s'observe dans l'armée sous les différentes modalités cliniques et anatomiques qu'elle revêt dans les autres groupes de la population. Elle s'y manifeste, en effet, sous les formes et localisations suivantes :

Tuberculose des voies aériennes et du poumon ;

Tuberculose miliaire aiguë ou subaiguë, partielle ou généralisée ;

Tuberculose des os et des articulations ;

Tuberculose des séreuses ;

Tuberculose des autres organes (ganglions, testicule, prostate, reins, etc.).

Enfin, il existe des combinaisons variables de toutes ces modalités entre elles.

De toutes ces formes, la tuberculose pulmonaire est incontestablement la plus commune, en même temps que la plus grave, non seulement parce qu'elle tue presque fatalement, mais aussi parce que c'est par elle, à peu près exclusivement, que se répand la contagion. Il nous est toutefois difficile d'en préciser la fréquence par rapport aux autres formes, attendu que généralement nos statistiques militaires les englobent toutes, y compris la phtisie, sous la rubrique : tuberculose.

Ce mode de supputation est défectueux. Il est, en effet, beaucoup plus important de connaître la fréquence de la phtisie, si redoutable par elle-même et par le danger qu'elle crée autour d'elle, que celle de l'ensemble des localisations tuberculeuses. Quand nous avouons quatre ou cinq mille réformes annuelles pour tuberculose, le public l'entend dans le sens de la phtisie, et cela n'est pas absolument exact. La formule trop compréhensive de notre statistique aggrave à tort la situation, car une tuberculose ganglionnaire par exemple n'est pas équivalente en clinique à la phtisie des voies respiratoires, qui en font communiquer si largement les foyers avec le dehors.

Dans les documents concernant les armées prussienne, autrichienne et italienne, on trouve des éléments suffisants pour séparer la tuberculose du poumon de celle des autres organes. Les chiffres réunis dans le tableau ci-dessous et empruntés aux statistiques de l'armée prussienne, portant sur la période 1890-1898, montrent que la fréquence de la phtisie comparée à celle des affections tuberculeuses en général, serait environ comme 23 à 25, c'est-à-dire qu'elle en représenterait à peu près les 85 ou 90/100 (2). Dans l'armée autrichienne, la proportion des phtisiques par rapport aux autres localisations serait moins forte, mais toujours considérable ; et il en est certainement de même, d'après mes documents personnels, dans notre armée.

	TUBERCULOSE EN GÉNÉRAL		PHTISIE PULMONAIRE	
Années.	Nombre des atteints.	Sur 1.000 hommes d'effectif.	Nombre des atteints.	Sur 1.000 hommes d'effectif.
1890-91	1.418	3,3	1.276	2,9
1891-92	1.361	3,1	1.279	2,9
1892-93	1.051	2,4	972	2,2
1893-94	1.110	2,4	954	2,0
1894-95	1.144	2,3	1.081	2,1
1895-96	1.162	2,3	1.138	2,2
1896-97	1.108	2,2	1.026	2,0
1897-98	1.002	1,9	950	1,8
Total. .	9.356	19,9	8.676	18,1
Moyenne .	1.169	2,48	1.084	2,26

II. — PATHOGÉNIE

A. **Contagion**. — Je viens de représenter par des chiffres le formidable tribut que la tuberculose prélève sur les collectivités militaires. Cette maladie est assurément une de celles qui, avec la fièvre typhoïde, s'impose le plus aux préoccupations du haut commandement et de la médecine d'armée, non seulement par les existences qu'elle enlève à la défense nationale, ou dont elle compromet l'avenir en portant une atteinte profonde aux sources mêmes de la vie, mais aussi par les lourdes charges qu'elle fait peser sur l'État pour solder d'innombrables journées d'hôpital, ou indemniser les sujets qui sont libérés après l'avoir contractée à la suite des fatigues d'un long service.

Comment donc la tuberculose se développe-t-elle dans l'armée? comment se propage-t-elle dans cette collectivité composée d'hommes choisis, vigoureux entre tous, mieux nourris, mieux installés et mieux protégés en somme contre les influences morbigènes que ne l'est la moyenne de la classe ouvrière? La réponse a paru extrêmement aisée aux médecins qui demeurent étrangers à l'observation des maladies du soldat. Appliquant aux milieux militaires les doctrines actuellement accréditées dans la pathogénie de la tuberculose, ils ont avancé, avec une étonnante assurance, que la caserne était un redoutable foyer de contagion, que les ravages qu'y causait la phtisie étaient déterminés par la transmission interhumaine du germe, que l'homme y trouvait celui-ci après son incorporation, et qu'il l'en emportait après sa libération pour en infecter à son tour son foyer d'origine. Si bien que la caserne n'était pas seulement meurtrière pour ses habitants, mais dangereuse aussi pour la société civile tout entière, pour les populations à la mortalité desquelles elle contribuerait dans une large mesure (3) !

Telle on la représentait déjà il y a trente ans, à l'époque

où l'origine de la fièvre typhoïde urbaine soulevait de mémorables discussions au sein des sociétés savantes. On l'accusait de répandre celle-ci à jet continu dans toutes les villes de France. Deux générations de médecins militaires ont lutté contre cette erreur ; il a fallu l'évidence des faits pour convaincre tous : médecins et profanes — médecins surtout — que le véritable, le seul coupable était la rivière, grand égout collecteur de la garnison, qui par ses eaux empoisonnées versait la fièvre typhoïde à pleins bords aux civils non moins qu'aux militaires, victimes et non fauteurs des épidémies. On ne doute plus aujourd'hui que celles-ci ne vont à la caserne mais n'en proviennent pas. On sera bientôt convaincu qu'il en est de même de la tuberculose. Je vais, en attendant, essayer de le démontrer.

Les assertions précédentes sur la genèse de la phtisie du soldat ont été solennellement formulées dans les sociétés savantes, y compris l'Académie ; elles sont reproduites chaque jour dans les publications périodiques, elles sont dans la bouche de tout le monde, on les trouve même dans les documents parlementaires. Notre devoir est de les combattre, non pas pour plaider « pro domo nostra », mais pour défendre la vérité scientifique et calmer les alarmes qu'elles font naître à tort dans les familles ; elles sont en effet excessives en principe et erronées dans leur application à la caserne.

B. **Contagion et terrain**. — Elles sont excessives en principe, c'est ce que nous avons fait ressortir à plusieurs reprises dans nos communications à l'Académie et aux Congrès de médecine (4). Les admirables travaux de Villemin et de ses successeurs ont réduit l'étiologie de la tuberculose à une expression aussi simple que lumineuse. La découverte de l'illustre professeur du Val-de-Grâce était à peine née, que l'expérimentation s'en empara et ne tarda pas à réaliser chez l'animal l'infection tuberculeuse par les voies respiratoire et digestive. A la suite de ces recherches si neuves et si lucides, on en vint à considérer

la tuberculose comme le type des maladies contagieuses, et
contagieuses par inhalation et par ingestion, à chercher le
contage uniquement dans le milieu ambiant, à ne lui attribuer
d'autres véhicules que l'air ou les aliments, d'autres voies
de pénétration que le tégument externe ou interne.

Si cette interprétation s'adapte aisément à la phtisie pulmonaire et intestinale, elle n'est pas sans être quelque peu
gênée vis-à-vis des localisations primitives de la tuberculose infantile sur les systèmes osseux et ganglionnaire.
Ces localisations sont en effet bien éloignées des portes
d'entrée qu'on leur suppose, et cet éloignement induit plutôt
à les attribuer à une infection hématogène qu'à l'absorption
directe du virus par les voies aérienne ou digestive. Mais
les observations relevées dans les milieux militaires, nous
le verrons bientôt, ne sont pas moins troublantes : elles se
laissent plus difficilement encore que les faits précédents,
réduire à la doctrine simpliste et exclusive qui a cours.

Nous croyons fermement à la contagion de la phtisie, elle
n'est pas en cause dans cette étude, mais nous nous refusons
à ne voir qu'elle dans l'étiologie de cette dernière, comme
on est si souvent enclin à le faire sous l'empire des suggestions du laboratoire. De ce qu'on inocule avec un succès
à peu près constant une parcelle d'expectoration bacillaire
sous la peau ou dans le péritoine d'un animal tuberculisable, on n'est pas fondé à conclure que la contagion réduite
à ses procédés naturels, opère avec autant de sûreté dans la
propagation de la phtisie au milieu de l'espèce humaine.
L'observation clinique, dont les enseignements ne sauraient
être délaissés malgré les séduisantes clartés de ceux du laboratoire, pour laquelle Cl. Bernard lui-même ne cessait de
réclamer la première place en médecine expérimentale, l'observation nous apprend que la transmissibilité de la phtisie
pulmonaire ne saurait être comparée à celle d'une fièvre
éruptive, qu'elle est assez peu manifeste pour avoir pu être
niée par des cliniciens de premier ordre qui s'appelaient
Requin, Pidoux et Peter ; et qu'en fin de compte, le danger

de cette transmissibilité est moins fonction de la pénétration du bacille dans l'organisme, — qui d'entre nous n'est pas plus ou moins bacillisé — que du terrain sur lequel il tombe.

Cette notion du rôle exclusif de la contagion de la phtisie procède de deux erreurs dont la bactériologie n'a su se préserver dans l'éblouissement de ses merveilleuses et fécondes découvertes. D'une part elle a cru, d'une façon générale, à l'extériorité constante de l'agent morbigène, autrement dit à la nécessité du rattachement, par le lien de la contagion directe ou indirecte, de toute atteinte d'une maladie infectieuse à une autre similaire, plus ou moins séparée d'elle par le temps ou la distance. Or la spontanéité morbide, comprise dans le sens de l'autogenèse, s'affirme chaque jour dans nos milieux militaires par le développement autochtone de la fièvre typhoïde et d'autres maladies similaires ; elle n'est pas moins évidente dans celui de la phtisie, qui naît, comme nous le verrons tout à l'heure, par le réveil, la résurrection de foyers bacillaires profonds, ignorés, en apparence inertes, dont l'ensemencement remonte souvent à des époques lointaines, peut-être à la vie intra-utérine ! D'autre part, la bactériologie a soutenu, ou au moins admis implicitement à ses débuts, la passivité de l'organisme vivant devant l'agression de l'agent morbigène qui le pénètre. C'était supprimer toute l'étiologie morbide, c'est-à-dire le rôle si imposant des causes secondes. Je me hâte d'ajouter que ces égarements de la microbiatrie n'entachent point les enseignements du maître. Pasteur a accordé une large place dans son immortelle œuvre à la spontanéité morbide et à l'intervention des forces vitales dans la lutte contre le microbe. C'est l'École qui a dévié, et elle a dévié par une de ces tendances bien naturelles à ceux qui marchent à la suite des grands novateurs. Enthousiastes et fascinés, ils ne voient momentanément les choses qu'à travers les prismes nouveaux ; les enseignements traditionnels sont, si ce n'est oubliés, du moins relégués dans l'ombre. L'histoire de la phtisie au cours de ces vingt dernières années en est une preuve saisissante. La campagne ouverte contre elle n'a guère visé tout d'abord que la cause première, du moins dans notre pays. Les crachats, le virus, la contagion ont été la préoccupation dominante des Congrès qui se sont réunis, des Commissions qui se sont fondées en vue d'organiser et de mener le grand combat. Toute la prophylaxie publique ou privée fut passible de ce reproche. Elle a oublié l'individu et s'est oubliée elle-même dans la propagande anti-bacillaire, dans la croisade contre le microbe. Et pourtant, empêcher celui-ci de pénétrer dans l'organisme, — si tant est qu'on puisse jamais y réussir, — n'est que la moitié de sa tâche. L'autre moitié, la plus importante après comme avant les découvertes de Villemin et de Koch, est la lutte contre les causes secondes qui préparent l'organisme à l'ensemencement fécond du germe, qui créent *l'opportunité morbide*. La phtisie pulmonaire est justement de toutes les maladies infectieuses celle qui réclame peut-être le plus leur complicité.

Les virus rabique et charbonneux triomphent de toutes les résistances ; ils détiennent tout le pouvoir pathogène ; ils se suffisent à eux-mêmes. A l'étiologie de la phtisie convient une formule tout opposée. Son virus ne peut se passer du consentement de l'organisme pour perpétrer ses méfaits ; réduit à lui-même, il est généralement condamné à l'impuissance. Il n'est point de maladie où la résistance des forces vitales au moteur pathogène assume un rôle aussi considérable que dans la phtisie ; il n'en est point où la *qualité* de l'individu soit aussi décisive dans les entreprises microbiennes ; il n'en est point enfin, où il soit moins permis de conclure directement de l'animal à notre espèce, de s'élever sans plus ample informé de la tuberculose que l'on inocule au lapin, à la phtisie qui se développe spontanément chez l'homme. *Nous sommes tous plus ou moins bacillifères, ce sont les causes secondes qui nous rendent bacillisables.* Celles-ci sont aussi redoutables pour les masses que le microbe. C'est à leur concours qu'est subordonnée la nocuité de ce dernier,

et comme ce concours est absolument éventuel et évitable,
la transmissibilité de la phtisie nous apparaît avec un caractère de contingence rare dans les maladies susceptibles de
se communiquer, et qui cadre bien mal avec cette terrible
contagiosité dont la gratifie l'entraînement du moment.

Ces considérations me font toucher un des points les plus
graves et les plus délicats de l'étiologie de cette affection : au
rôle pathogène qu'y remplissent ces causes secondes dont
les doctrines nouvelles ont semblé méconnaître dans le principe l'incontestable puissance. Elle sont répandues dans les
masses avec autant de profusion que le microbe. Je suis
convaincu que c'est dans leur suppression, ou du moins dans
leur atténuation que se trouve la clef de la défense à organiser contre la grande endémie. La pathologie microbienne
tend à les reléguer au deuxième plan de son étiologie ; elles y
ont pourtant une importance primordiale. La médecine d'observation, à laquelle je suis resté fidèle bien qu'enthousiaste
des découvertes Pastoriennes, a exprimé cette vérité d'une
façon saisissante, en avançant que la tuberculose était l'abou-
tissant de toutes les causes de déchéance de l'organisme.

Nulle part, la puissance de ces causes ne s'affirme avec
plus de netteté, ni ne se mesure avec plus de précision que
dans l'armée. On pourrait croire que, composée de jeunes
gens du même âge et triés d'après les mêmes principes,
celle-ci doit constituer un terrain organique résistant et
répondant d'une façon simple et uniforme aux stimulations
morbides ; de sorte que l'étiologie et la prophylaxie y trouve-
raient toujours devant elles des problèmes peu compliqués à
résoudre, se résumant dans la recherche de l'agent infectieux
et dans l'application des moyens propres à le détruire.

Il n'en est rien. Les modes de réaction, sous l'influence
d'un moteur pathogène dont la valeur reste fixe, varient
d'une façon surprenante, et sont bien faits pour induire à
des conclusions étiologiques décevantes le médecin qui vise
uniquement la cause première. Ils sont réglés chez les indi-

vidus par des tares pathologiques latentes, et dans les masses
par des causes profondes, variables dans leur nature, mais
très dignes d'être étudiées dans leurs effets. On observe,
suivant les temps et les lieux, des oscillations plus ou moins
étendues dans le régime d'une maladie, sans qu'on ait le
droit de les attribuer à une modification corrélative de
l'énergie de sa cause productrice. En d'autres termes,
l'accroissement numérique d'un type morbide n'implique
pas forcément la multiplication de son microbe générateur,
ou un relâchement des efforts défensifs dirigés contre lui ; il
est souvent l'effet d'un changement durable ou temporaire
du terrain sur lequel tombe ce dernier. C'est là ce que
perdent trop souvent de vue les médecins dont les conceptions étiologiques se forment exclusivement dans les labora-
toires ou les salles de malades. La qualité du terrain est un
facteur qu'une étiologie largement compréhensive a le devoir
d'introduire dans toutes les équations pathogéniques, sous
peine d'aboutir à des solutions théoriques et pratiques
incomplètes.

En voici un exemple saisissant que j'ai cité naguère à
l'Académie, dans la discussion qu'y souleva la prophylaxie
de la tuberculose.

La rareté de la dothiénenterie dans l'Armée d'Afrique, de
1830 à 1840, forme un des traits les plus saillants de la pathologie algérienne de cette époque. Ses premières manifestations
vers 1842, et sa fréquence croissante à partir de cette date
furent au contraire la caractéristique dominante de la constitution médicale qui s'ensuivit. Cette opposition si curieuse
entre ces deux périodes ouvrirait le champ à toutes les conjectures. Nous ignorons ce qu'en pensait le public à l'époque. Aujourd'hui, il n'y a pas de doute, l'opinion y trouverait
ample matière à suspicion des personnes ou à récrimination
contre les choses. On voudrait savoir, et on découvrirait peut-
être par suite de quelle incurie le maléficieux microbe s'est
répandu et multiplié suffisamment dans les milieux ambiants,
pour élever au rang d'une endémie rivale de la malaria, une

maladie qui n'introduisait jusqu'alors que des unités éparses dans nos statistiques. Or, ces milieux n'ont point été plus exposés à l'imprégnation des déjections typhiques, ou aux ensemencements pathogéniques après qu'avant 1840. Ils se sont plutôt améliorés avec la marche du temps et les progrès de notre installation. Ce qui a changé après 1840, ce ne sont point les sources génératrices de la fièvre typhoïde, mais le substratum de sa cause, c'est-à-dire les hommes composant le corps expéditionnaire. Jusqu'en 1840, l'Armée d'Afrique se composait en grande partie de soldats ayant au moins trois ans de service, affranchis en raison de leur âge des prédispositions morbides de la jeunesse, et réfractaires, par conséquent, à la fièvre typhoïde. Celle-ci surgit, et devint envahissante à partir du moment où les régiments, s'installant dans leurs garnisons respectives, s'accrurent des dépôts, refuges des jeunes soldats que l'on avait jusqu'alors maintenus sagement en France, comme incapables de supporter les grands efforts de la vie militaire. Ainsi, il a suffi de changer l'âge de cette fraction de l'armée, pour modifier profondément son régime pathologique, toutes choses restant égales d'ailleurs.

Or, la loi sur le recrutement de 1872, complétée par celle de 1889, a introduit dans la constitution organique de l'armée actuelle un changement semblable à celui qui s'est produit dans le corps expéditionnaire de l'Algérie à partir de 1840, et qui a eu des conséquences analogues.

Si la fièvre typhoïde n'a point désarmé, si la tuberculose reste debout et envahissante, il faut s'en prendre moins à l'insuffisance des mesures qui sont dirigées contre l'une et l'autre, qu'au nouvel état des choses qui a constitué l'armée avec des éléments essentiellement réceptifs, et qui par cela même tient en partie en échec les efforts déployés dans la lutte contre le microbisme. C'est là une conséquence que n'a point prévue le législateur de 1872, placé exclusivement sur le terrain social, et qui échappe aux médecins auxquels l'observation dans les milieux militaires reste étrangère.

L'ancienne loi avait une portée essentiellement militaire : elle sacrifiait le nombre à la qualité physique et imposait une sélection sévère du contingent. L'idée directrice de la nouvelle est la consécration du principe absolu de l'égalité au profit de la valeur numérique des effectifs. La nécessité, depuis 1872, de forcer ceux-ci et le désir patriotique de rendre le service obligatoire pour tous, en viennent à introduire dans l'armée, malgré la vigilance apportée au choix, des sujets que leur insuffisance d'aptitude devrait en tenir éloignés. Par nécessité et par principe, on accepte tout ce qui ne présente pas une tare manifeste. Ce n'est point, comme l'écrit un de nos collègues de l'armée, avec un sentiment profond de la vérité, ce n'est point sur un maximum, mais sur un minimum d'aptitude que l'on délibère ; il s'agit moins d'un choix à exercer que d'une élimination à faire, et l'élimination ne se fait pas, ne peut pas s'accomplir avec une largeur suffisante.

A cette cause d'infériorité inhérente au mode de sélection s'en ajoutent deux autres, non moins importantes : ce sont le rajeunissement de la troupe et la réduction de la durée du service. Cela veut dire, d'une part que l'armée ne se compose guère aujourd'hui que d'hommes de vingt et un à vingt-quatre ans, n'ayant pas achevé leur développement physique, par conséquent de sujets qui présentent le maximum d'aptitude pour les deux maladies infectieuses visées ici ; et d'autre part qu'elle endure des fatigues et encourt des chances de suractivité plus nombreuses qu'autrefois, en raison de la nécessité pour le commandement de donner en trois ans une instruction militaire qui était répartie autrefois sur sept, et que l'on tend à pousser de plus en plus loin dans toutes les grandes armées de l'Europe.

Ce sont là des circonstances bien dignes d'être méditées et par le législateur préoccupé de la défense nationale, et par le médecin aux prises avec les problèmes pathogéniques. Elles tendent à amoindrir les qualités physiques de l'armée, à abaisser sa résistance et à augmenter sa vulnérabilité aux

causes morbigènes. N'en a-t-on pas la contre-épreuve dans
la merveilleuse endurance signalée chaque année chez les
réservistes aux grandes manœuvres?

L'étiologie des maladies de la caserne est impuissante à
donner une solution complète de leur causalité respective
sans s'appuyer sur ces facteurs. La morbidité de la fièvre
typhoïde est subordonnée en partie à leur influence. La
tuberculose n'y échappe point. Ils nous livrent le secret de
la ténacité de cette affection dans la troupe, malgré la lutte
sérieuse engagée contre elle. Leur connaissance est indispensable à l'étude de sa pathogénie et à l'interprétation des
oscillations que subit sa fréquence suivant les temps et les
lieux.

Dans les armées, toute cause de dépression durable de
l'organisme, tout ce qui rompt pendant un temps plus ou
moins long l'équilibre entre la recette et la dépense et about-
tit au déficit du budget de la nutrition, se traduit, toutes
choses étant égales d'ailleurs, par une élévation du niveau
des maladies infectieuses en général, et de celui de la tuberculose en particulier. Cette proposition paraîtra sans doute
un peu vague aux médecins habitués à ne compter qu'avec
la cause première. Elle est pourtant fondée sur la rigoureuse
observation. Je pourrais l'appuyer sur mainte preuve. Je me
borne à produire la suivante. Elle est aussi démonstrative
que saisissante. Je l'emprunte à l'histoire pathologique du
régiment des sapeurs-pompiers de la ville de Paris, à des
relations conservées aux Archives du Comité de Santé, et
écrites sous la pression des faits, par les médecins qui en
furent témoins, le regretté Régnier, puis MM. les médecins
principaux Millet et de Santi.

Pendant la période décennale de 1881 à 1890, cette affection a subi brusquement un accroissement énorme dont la
durée fut heureusement très courte, mais dont les enseignements méritent de ne pas être perdus. Voici quelles furent,
pendant cet intervalle, les oscillations de la tuberculose
pulmonaire dans ce corps:

ANNÉES	EFFECTIF moyen du corps.	TOTAL DES SORTIES par décès, retraites ou réformes.	SORTIES par tuberculose pulmonaire seulement.	RAPPORT DES SORTIES par tuberculose pulmonaire à l'effectif.	OBSERVATIONS
1881	1695	26	6	3,53 p.100	
1882	1573	29	6	3,81 —	
1883	1612	39	8	4,96 —	
1884	1661	25	6	3,61 —	
1885	1618	71	21	12,97 —	
1886	1741	84	42	24,12 —	
1887	1727	69	34	19,68 —	
1888	1740	53	11	6,32 —	
1889	1736	57	11	6,33 —	
1890	1699	57	9	5,26 —	
Moyenne annuelle	1680	51,0	15,4	9,16 p. 100	

Ce n'est pas sans un profond étonnement que l'on voit la phtisie pulmonaire devenir tout à coup, dans la période triennale 1885-1887, quatre, puis huit fois plus fréquente qu'à l'ordinaire, pour retomber non moins brusquement à son taux à peu près habituel en 1888. Ce fut un véritable événement qui causa une émotion profonde dans le commandement et le service de Santé, et donna lieu à des enquêtes multiples dont la principale fut conduite, si je ne me trompe, par M. le Médecin Inspecteur général Colin.

L'occasion était bonne, pour des esprits prévenus, de s'élever une fois de plus contre l'incurie ou l'ignorance qui règnent à la caserne. Et pourtant, on se serait singulièrement trompé, si l'on eût cherché dans la direction exclusive du contage la cause de cette recrudescence de la cruelle maladie. Rien, en effet, n'avait été modifié dans le milieu habité par les hommes, c'est leur milieu intérieur au contraire qui fut modifié. Ce changement avait été provoqué à un double titre, et par le surmenage permanent dû à l'adoption des nouvelles méthodes des secours, et par les chances plus nombreuses de refroidissement créées par elles.

Jusqu'en 1884, le service des sapeurs-pompiers, en dehors des incendies, n'était guère plus pénible que celui des autres corps de troupe. Les hommes recevaient peu d'instruction militaire générale, et grâce à la simplicité du matériel en usage, leur instruction technique était rapidement achevée.

Mais après 1884, à la suite d'une série d'incendies retentissants, le service et le matériel furent l'objet d'une refonte fondamentale. Des engins puissants, actionnés par la vapeur, des échelles roulantes remplacèrent l'ancien outillage et surchargèrent les programmes d'instruction d'une façon d'autant plus lourde qu'il fallait assurer le service courant tout en poursuivant leur accomplissement.

Une pareille situation créa un état de surmenage chronique dont tous les rapports médicaux de l'époque portent témoignage. L'accroissement de la tuberculose se greffa si étroitement sur elle, que la relation de cause à effet s'imposa à tous les esprits. « La multiplication énorme et incessante des atteintes de cette maladie correspond à un surcroît de travail imposé aux hommes par la transformation de l'outillage et à l'insuffisance de la réparation organique qui en fut la conséquence. » Telle est la conclusion à laquelle aboutirent toutes les enquêtes. Le succès des mesures prophylactiques qui furent adoptées pour arrêter les progrès du mal, donne la contre-épreuve de cette interprétation.

Quelles furent en effet ces mesures ? Il ne fut point question de substituer la serpillière au balai. Avant de traiter les chambrées, on traita les hommes, et cela suffit. Tout d'abord, le service fut allégé de tout ce qui n'était pas strictement indispensable. Les lourdes exigences de la sécurité publique ne permettant point de renoncer à l'œuvre commencée, ni de simplifier le programme d'instruction, on retrancha du service tout ce qui pouvait en être distrait sans danger.

L'installation dans les rues de la ville de nombreux avertisseurs permit de faire disparaître la plupart des postes-vigies, et d'alléger ainsi le service de garde. Les factions devant les casernes furent supprimées et remplacées par la fermeture des portes. La garde des postes dans les casernes fut réduite, le service permanent des théâtres supprimé et remplacé par un simple piquet de représentation. Des camions furent créés pour transporter les hommes de corvée dans les points éloignés de leur caserne. Enfin la multiplication des réseaux télégraphiques ou téléphoniques, fit disparaître les causes de fatigues résultant de la transmission des communications.

D'autre part, le 18 février 1888, le comité de perfectionnement vota et le Conseil municipal approuva une augmentation journalière de 0 fr. 40 par homme pour l'alimentation, si bien que le versement quotidien à l'ordinaire s'éleva de 0 fr. 88 à 1 fr. 20, et le régime des sapeurs-pompiers atteignit à peu près la ration de guerre des soldats.

En outre, des modifications extrêmement importantes et d'une efficacité décisive furent apportées en 1887 au mode de sélection de ce corps, au double point de vue des éliminations et des admissions. D'une part la réforme fut appliquée à tous les hommes chez qui la bronchite venait à se compliquer d'amaigrissement et de signes suspects du sommet, car les nécessités du service sont telles, aux sapeurs-pompiers, qu'il est impossible d'y pratiquer, comme dans les autres corps, l'entraînement ménagé qui est susceptible de fortifier les faibles. D'autre part, la sélection fut perfectionnée par la faculté laissée aux médecins de proposer le renvoi à leur corps d'origine respectif de tous les hommes n'offrant point la force et la vigueur indispensables à l'accomplissement du lourd service de ce régiment.

Convaincue de la sagesse de cette mesure, la commission spéciale prononça les éliminations dans un esprit beaucoup plus large que les années précédentes. De 1887 à 1890, elle décida le renvoi à leurs corps respectifs de 181 individus, sélection sévère qui ne laissait entrer au régiment que des hommes exceptionnellement robustes, capables de résister aux fatigues d'un entraînement précipité, et à celles d'un service plus pénible encore dans l'avenir que dans le passé.

Voilà donc un corps, chez lequel le nombre des phtisiques s'élève brusquement à un niveau inconnu jusqu'alors dans les annales de la tuberculose de l'armée. Il n'a pu venir, et il n'est venu à la pensée de personne d'attribuer cette poussée formidable à une levée exceptionnelle de germes incorporés aux poussières des chambrées, car le régime hygiénique de celles-ci fut exactement le même, ni plus ni moins mauvais pendant qu'avant cet épisode. Ce qui fut changé, c'est le terrain humain, c'est la résistance des hommes que leurs travaux excessifs imposés par les circonstances désarmèrent dans la lutte contre le microbe ; et il suffit de renforcer leur valeur physiologique par un régime et une sélection meilleurs, pour rétablir l'ancien équilibre entre l'attaque et la défense, et faire retomber la morbidité tuberculeuse à son niveau normal.

Or, cet enseignement si suggestif au point de vue de l'effacement du rôle de la contagion, cet enseignement fourni par un seul corps, s'applique à la masse tout entière. Ce que la substitution du nouvel outillage à l'ancien a fait d'une façon intensive et brutale chez les sapeurs-pompiers, la loi de 1872 l'accomplit d'une façon lente et silencieuse dans l'ensemble de l'armée.

La réduction de la durée du service et la surcharge progressive des programmes d'instruction militaire qui en ont été la conséquence, ont créé un état de suractivité chronique, une inégalité marquée vis-à-vis de l'ancienne armée, une diminution enfin de la résistance aux agents infectieux qui se traduit par une morbidité générale toujours considérable, et, dans l'espèce, par un accroissement lent et progressif de la tuberculose.

Et c'est là la raison profonde, intime, pour laquelle les résultats obtenus par la prophylaxie appliquée aux casernes ne sont pas à la hauteur des efforts déployés par elle. Fatalement, ces derniers viennent se briser contre des obstacles inéluctables, inhérents à la constitution même de l'armée.

Voilà ce que la médecine d'armée a tout d'abord à opposer

à ce que je n'ai pas craint d'appeler tout à l'heure, les excès de la doctrine de la contagion. Voyons maintenant celle-ci à l'œuvre dans son application à la caserne.

C. **Contagion et auto-infection.** — La caserne, écrit-on,

est un foyer actif de contagion tuberculeuse. C'est à leur arrivée dans le milieu militaire que les soldats sont infectés. La phtisie les y attend comme les balles devant l'ennemi. C'est une opinion contre laquelle se sont élevés tous les médecins militaires, tous ceux dont les convictions sont faites des enseignements de l'observation et non des suggestions de la doctrine. Je l'ai réfutée maintes fois au cours de ces dix dernières années.

La croyance à l'action prépondérante de la contagion dans la caserne ne serait vraiment fondée que si celle-ci était un sanatorium peuplé de phtisiques, répandant à jet continu le contenu de leurs cavernes sur les planchers. Mais nous ne craignons pas d'affirmer que le nombre des individus circulant dans les casernements avec des foyers tuberculeux ouverts au dehors, est infiniment restreint ; et si tant est qu'il y en ait, leur présence est essentiellement transitoire.

L'étiologie de la tuberculose, il s'en faut de beaucoup, ne s'y laisse point réduire aussi aisément qu'on le croit aux méfaits de la contagion. Elle n'est pas si simple que le supposent les écrivains qui en traitent sans en avoir sondé toutes les particularités. On respirerait, dans les casernes, un air filtré sur du coton, que la phtisie n'en diminuerait pas sensiblement.

Quiconque, en effet, est familiarisé avec nos statistiques, sait que les militaires tuberculeux se répartissent en deux catégories : les anciens soldats et les jeunes. Or, fait capital, *c'est parmi ces derniers, parmi ceux qui accomplissent leur première année de service*, que la tuberculose pulmonaire prélève le plus de victimes, comme le montre la fig. n° 2.

Elle manifeste notamment ses effets dans les six premiers

mois qui suivent l'incorporation, entre février et avril ; c'est le premier semestre qui en est le plus chargé, la courbe représentant les atteintes s'élève à son fastigium en décembre et s'y maintient jusqu'en mars ; après quoi elle s'abaisse et conserve son niveau bas jusqu'en novembre suivant.

Ce sont ces sujets jeunes, atteints pour ainsi dire au seuil de la carrière militaire, qui fournissent presque toutes les réformes prononcées au titre de la phtisie ; ils sont, notons-le en passant, à la phase initiale de celle-ci ou présentent simplement des signes de légitime suspicion d'être en sa puissance ; ils n'ont pas encore de foyer ouvert au dehors et paraissent, par conséquent, peu propres à répandre le mal dans le milieu familial auquel ils font retour. La phtisie est beaucoup moins fréquente chez les anciens soldats, où elle tend d'ailleurs à diminuer d'année en année, tandis qu'elle est en augmentation continue parmi les jeunes sujets, comme l'indiquent les tracés graphiques de la figure 2.

Ainsi, pour résumer les traits saillants de son mode pathogénique, la tuberculose, ou mieux la phtisie pulmonaire, car c'est d'elle particulièrement qu'il s'agit, s'appesantit avant tout sur les jeunes soldats, elle se manifeste parmi eux plus spécialement dans les six premiers mois du service ; c'est chez eux qu'elle augmente d'année en année tandis qu'elle est en décroissance à partir de la deuxième année, et surtout chez les anciens militaires. Tel est son bilan, telles sont sa répartition et son évolution à travers les saisons dans l'armée.

Or, on ne peut se le dissimuler, ces notions ne sont pas sans mettre mal à l'aise la doctrine exclusive de la contagion. Cette répartition de l'endémie dans l'armée doit être des plus troublantes pour ceux qui ne lui reconnaissent d'autre cause que cette dernière. Pourquoi, si la phtisie ne relevait que de la transmission d'homme à homme, choisirait-elle surtout ses victimes parmi les jeunes soldats, elle qui ne respecte aucun âge ? Pourquoi diminuerait-elle d'une

façon si constante et si régulière à partir de la deuxième
année de service? N'est-ce point l'inverse qui devrait se
produire, car les chances de contagion n'augmentent-elles
pas avec la prolongation du séjour dans le milieu contagi-
fère? Pourquoi épargnerait-elle dans une si large mesure
les anciens militaires, qui vivent pourtant à côté de leurs
jeunes camarades dont la statistique est si chargée et se
charge de plus en plus, tandis que la leur tend, au contraire,
à s'alléger d'année en année? Pourquoi si le rôle de la contagion était si prépondérant, ne s'irradierait-elle pas indiffé-
remment dans tous les rangs de l'armée, au hasard des
contacts directs ou indirects des hommes entre eux, au lieu
de rechercher une fraction de sujets toujours la même? Ne
devrait-elle pas, d'autre part, se répandre plus ou moins
régulièrement sur toutes les saisons, au lieu de grouper ses
atteintes sur une période invariable de l'année?

Si les médecins qui ont porté leur attention sur la tuberculose dans l'armée, s'étaient familiarisés avec ces allures
qui sont comme autant d'anomalies dans la doctrine pathogénique en vogue, ils eussent peut-être hésité à dénoncer la
caserne comme un foyer de contagion des plus redoutables,
comme un lieu maudit où le soldat est assailli par la tuberculose dès son arrivée.

Cette grave accusation est en effet sans fondement. La
garde qui veille à la porte de la caserne ne saurait sans doute
pas empêcher la contagion d'y entrer. Mais celle-ci n'y
remplit qu'un rôle effacé dans la propagation de la phtisie.
Ce rôle est à peu près nul à l'égard des jeunes soldats qui
paient de beaucoup le plus large tribut à la tuberculose, et
dont les atteintes règlent seules la marche et les oscillations
de cette affection dans la population militaire. Il est difficile,
il est impossible d'attribuer à la contagion des manifestations morbides qui surgissent et qui atteignent l'apogée de
leur fréquence quelques semaines après l'incorporation,
quand il s'agit d'une maladie telle que la phtisie, qui est si
lente à accomplir les diverses étapes de son évolution, sur-

tout la première, celle de la période de germination, de la
période silencieuse de l'incubation.

Je me suis expliqué plusieurs fois sur cette grave question devant l'Académie de Médecine, dans ses séances du
7 février 1893, du 31 mars 1896, du 31 mai 1898. J'y ai
montré l'embarras que nous susciterions à l'interprétation
rationnelle des faits, si nous persistions à tenir les atteintes
de tuberculose à la caserne pour fonction exclusive de la
dissémination des germes à l'état sec ou humide, si notre
pathogénie repoussait systématiquement tout autre mode de
développement que celui qui est assuré par la propagation
d'homme à homme.

D'où vient donc la tuberculose du jeune soldat? Ne cher-
chez point son origine dans la caserne. Elle s'y démasque
mais ne s'y ensemence pas. On entre tuberculeux dans l'armée, aussi souvent, plus souvent qu'on ne l'y devient. Cette
proposition formulée il y a trente ans par le professeur L. Colin,
a été confirmée par tous les médecins de notre armée. J'en
ai vérifié l'exactitude pendant toute ma carrière. La notion
de la préinfection s'impose.

Comment donc les tuberculeux peuvent-ils se glisser
dans nos rangs? La réponse est bien simple, nous l'avons
donnée depuis longtemps : ils y entrent porteurs de tuberculose localisée et latente, de foyers ganglionnaires, viscéraux ou osseux, dissimulés dans les replis inaccessibles du
corps, de nodules solitaires épars dans le poumon ou quelque autre organe. Compatibles avec les attributs d'une constitution vigoureuse et d'une santé florissante, ces lésions ne
se trahissent par aucun trouble fonctionnel, et se dérobent
à l'examen le plus pénétrant. Qu'on ne révoque pas en
doute leur existence ! Elles ont été signalées par tous les
médecins qui se sont adonnés à l'anatomie pathologique. Je
les ai constatées dans mes nombreuses autopsies, au moins
2 fois sur 5, chez des sujets morts de maladies étrangères à
la tuberculose, emportés par des affections diverses ou par
de grands traumatismes. Elles m'ont apparu indistinctement

chez les militaires jeunes ou anciens, sous forme de tubercules massifs et solitaires du poumon, de la plèvre, du
foie, du cerveau, surtout sous l'aspect de ganglions bronchiques et mésentériques dégénérés, métamorphosés en
vastes masses fibro-caséeuses, c'est-à-dire d'altérations
anciennes, évidemment antérieures à l'incorporation. Je les
ai même entrevues sur le vivant, au moyen de la radioscopie,
51 fois sur 120 sujets pris au hasard dans un contingent
récemment arrivé, et qui venait d'être réparti dans les différentes casernes de Lyon (5). Ce sont des reliquats de vieux
foyers tuberculeux ensemencés bien avant l'incorporation,
éteints depuis de longues années, mais mal éteints, car ce
caput mortuum contient encore des éléments vivants, des
spores toujours prêtes à évoluer, véritables étincelles qui
couvent sous la cendre et constituent une menace perpétuelle pour l'individu. Pour être momentanément silencieux,
ces foyers ne sont pas irrévocablement réduits à l'impuissance. Ils peuvent se réveiller aux premières agressions que
font subir à l'organisme les péripéties de la vie militaire,
les fatigues de l'instruction et de l'entraînement, et surtout
les maladies aiguës auxquelles le jeune soldat est si sujet.

Ce sont, il faut bien le reconnaître, autant de réactifs
propres à révéler ces foyers, à les réveiller de leur assoupissement, à les rappeler à l'activité pathogène, et à en faire
des sources d'infection secondaire vis-à-vis d'organes plus
ou moins éloignés. Parmi ceux-ci, se place au premier rang
le poumon si énergiquement actionné chez le jeune soldat,
soit au titre physiologique, dans les exercices et les marches
d'entraînement, soit au titre pathologique dans les affections
catarrhales des voies respiratoires auxquelles il est si sujet.
Ces influences diverses fixent sur cet organe l'imminence
morbide, et le disposent aux invasions microbiennes, de
préférence à tout autre appareil, que les microbes d'ailleurs
viennent directement du dehors, ou qu'ils affluent de quelque
réserve intra-organique.

C'est l'*auto-infection* qu'il faut incriminer à l'égard du

plus grand nombre de nos tuberculeux de la première année, c'est à elle qu'il faut attribuer et non à l'infection exogène l'immense majorité des phtisies qui se laissent soupçonner ou se démasquent dans cette période. La tuberculose locale est circonscrite et contenue par une défense vigoureuse des tissus, jusqu'à ce qu'à la faveur d'une déchéance de l'organisme créée par l'insuffisance de l'alimentation ou de l'aération, par le surmenage, le chagrin, les traumatismes, le choc nerveux ou moral, les maladies diverses enfin, cette défense cesse d'être efficace. L'ennemi alors sort de la place, le virus se diffuse par réinfection autogène, et des lésions multiples se produisent sans qu'il y ait eu inhalation ou ingestion de bacilles.

L'évidence des faits nous oblige à reconnaître que l'existence de ces foyers est aussi redoutable pour le soldat que les chances d'infection exogène que lui font courir les germes disséminés dans les milieux ambiants. Que d'observations je pourrais produire à l'appui de cette proposition ! Ici, ce sont des sujets vigoureux, mais atteints d'adénopathie bronchique ancienne qui, à la suite d'une grippe ou d'une rougeole, deviennent peu à peu phtisiques. Et le sens de la relation entre la tuberculose ganglionnaire et pulmonaire apparaissait nettement, lorsque le sujet était emporté au début de cette dernière par une maladie intercurrente. Très souvent, en pareil cas, les lésions ganglionnaires témoignaient manifestement par leur ancienneté de leur préexistence aux lésions pulmonaires ; les ganglions lymphatiques, comme cela se rencontre si fréquemment chez les enfants, étaient visiblement la première étape de l'infection tuberculeuse, et comme chez ces derniers, la source de l'infection secondaire du poumon. Ailleurs, ce sont des hommes habituellement bien portants qui, admis à l'hôpital pour une fièvre gastrique en apparence des plus simples, sont enlevés d'une façon aussi subite qu'inattendue par une granulie aiguë généralisée, dont les débuts se dissimulaient sous le masque de cette pyrexie si insignifiante dans ses allures initiales. La fréquence de ces manifestations bacillaires si soudaines dans leurs éclosions et si rapides dans leur évolution, constitue un des traits caractéristiques de la tuberculose du soldat. L'autopsie révèle chez ces sujets, indépendamment de l'éruption granuleuse récente, des dégénérescences tuberculeuses anciennes des ganglions médiastins ou mésentériques, des tubercules solitaires fibro-caséeux du poumon ou d'autres organes. Ce sont les foyers d'origine du virus. L'auto-infection a été maintes fois prise sur le fait, dans la communication révélée par l'autopsie entre ces foyers ramollis, et soit le canal thoracique, soit une artère ou une veine pulmonaires adhérents à eux et ouverts à leur contact destructeur. Ponfick et Weigert, les premiers, en ont cité des observations il y a une quinzaine d'années, et depuis cette époque, il s'en est produit bien d'autres. Cornet en a compté une centaine en 1895 (6), et j'ai observé moi-même des faits similaires.

C'est une vérité indéniable, il y a des tuberculoses pulmonaires ou des tuberculoses plus ou moins généralisées, aiguës ou chroniques qui ne se rattachent pas directement à l'infection bronchique ou intestinale, qui procèdent de lésions anciennes ignorées du malade et du médecin, qui relèvent de l'auto-infection partie de ces foyers ganglionnaires osseux ou autres, avec lesquels la pathogénie a toujours à compter, bien que la doctrine de la contagion les passe sous silence.

Ces faits qui, avant Villemin, avaient si vivement fixé l'attention, auxquels des cliniciens émérites comme Buhl, consacraient naguère des études intéressantes, ces faits ont été écartés ou oubliés, depuis qu'aux lumières de la pathogénie nouvelle, la tuberculose est venue se placer au rang des maladies infectieuses. Ils méritent pourtant de ne pas être perdus de vue ; ils sont surtout dignes de fixer l'attention des médecins de l'armée qui, chaque jour, ont à se prononcer sur l'origine de la phtisie du soldat, et à qui la loi protectrice demande, au moment du renvoi du tuberculeux dans ses foyers, d'établir la part de responsabilité qui incombe à la caserne dans le développement de cette affection. Ne pourraient-ils pas être entraînés, sous la pression des idées régnantes, à faire remonter indûment celle-ci à la souillure spécifique du milieu ambiant, c'est-à-dire de l'atmosphère des salles habitées ?

D'où viennent ces foyers, quelle est leur pathogénie ? Cette question se pose naturellement à l'esprit. Au sens strict, elle n'est plus du ressort de la pathologie du soldat : je pourrais à la vérité la passer sous silence ; il ne me sied point, toutefois, de m'y dérober. Moralement je me sens dans l'obligation de lui donner, ou du moins de tenter de lui donner une solution. Mais auparavant je crois devoir discuter un mode de contamination très accrédité dans la pathogénie de la tuberculose, et auquel on a fait précisément jouer un rôle très important dans le développement de la phtisie du soldat.

D. **Infection par les crachats desséchés et les gouttelettes de crachats frais**. — D'après les idées qui ont cours, la transmission de la tuberculose dans les casernes ou autres milieux similaires, ateliers, usines, etc... se fait surtout par les crachats desséchés et pulvérisés. Soulevés dans l'atmosphère avec les poussières banales par les courants d'air qui rasent le plancher ou la trépidation qu'impriment à celui-ci les pas de ceux qui s'agitent à sa surface, éventuellement par le balayage ou le brossage, ils s'élèveraient à hauteur d'homme et parviendraient ainsi à s'introduire dans les voies respiratoire et digestive.

Il est certain que dans les locaux mal tenus, des poussières bacillifères peuvent se mêler à l'air. Mais il résulte de recherches nombreuses et variées, exécutées dans ces derniers temps, que ce mélange ne se produit pas aussi aisément que ne le suppose la théorie, et que somme toute, le danger qu'on lui attribue a été singulièrement exagéré.

Sans doute, M. Cornet est parvenu à rendre des cobayes tuberculeux, en leur insufflant avec un soufflet des crachats pulvérisés dans la bouche, ou en les fixant dans des nuages de poussière, que le brossage énergique dégageait d'un tapis imprégné de l'expectoration de phtisiques. Mais ces conditions sont bien éloignées de celles de la vie réelle. Les particules contagifères étaient en quelque sorte projetées mécaniquement et à dose massive dans l'appareil respiratoire de l'animal en expérience, et en tous cas son maintien dans un épais nuage de crachats virulents grossièrement pulvérisés constitue une exagération colossale des conditions créées par le simple voisinage d'un tuberculeux. De pareilles expériences prouvent que le cobaye est tuberculisable, et rien de plus. Si nous absorbons le bacille de Koch avec l'air inspiré, nous en introduisons certes infiniment peu par ce véhicule, les analyses bactériologiques tentées par MM. V. Wehde, Guarneri, Baumgarten, Cornet pour découvrir des poussières infectieuses dans l'air des locaux habités par les phtisiques, sont restées infructueuses. Seul, Rembold y a réussi deux fois en se plaçant dans des conditions expérimentales toutes spéciales (7) et bien éloignées de la pratique.

Mais les recherches entreprises sur les poussières elles-mêmes de ces locaux n'ont guère été couronnées de plus de succès. Les poussières recueillies par Cornet avec une éponge humide sur les murs, les bois de lit, les rainures, etc., des hôpitaux et des habitations particulières, n'ont donné que très rarement des résultats positifs à la suite de leur inoculation dans le péritoine des cochons d'Inde, même quand elles provenaient de locaux où les phtisiques répandaient leurs crachats par terre ou dans leurs mouchoirs. Les inoculations tentées par Baumgarten sur des animaux très réceptifs avec des poussières condensées, fournies par les salles des phtisiques, voire même par des chambres où l'on répandait intentionnellement depuis de longs mois le produit de l'expectoration de ces derniers, sont presque toujours restées infructueuses.

Je me permets de rappeler ici, et comme se rapportant
particulièrement à notre sujet, des recherches similaires que
j'ai entreprises naguère en collaboration avec MM. les méde-
cins-majors Boisson et Braün sur les poussières recueillies
dans les principales casernes de Lyon (8). Les prises ont été
effectuées dans les fentes et à la surface des parquets des
chambrées, dans les coins des murailles et des cloisons, sur
les escaliers, dans les corps de garde, sur les planches à
bagage, au pourtour des crachoirs disposés dans les chambrées et dans les escaliers, enfin à l'intérieur des crachoirs
en usage dans les diverses parties des casernements.

Deux cent treize cobayes ont été inoculés dans le péritoine,
et à dose massive, avec les poussières de toutes ces provenances, notamment avec celles qui furent cueillies à la
surface et au pourtour des crachoirs, et avec du mucus
nasal prélevé sur les hommes des chambrées les plus popu-
leuses, soit 122 avec les premières et 91 avec le second.

Sur les 122 sujets traités avec les poussières, 41 ont suc-
combé dans les quarante premiers jours à des phlegmasies septiques aiguës du péritoine. Les 81 autres ont pu
être suivis au delà de ce délai; ils ont été sacrifiés à des
époques variables, plusieurs mois après avoir été inoculés.
Aucun n'a présenté de trace de tuberculose.

Sur les 91 sujets traités avec du mucus nasal, 14 ont suc-
combé avant le 40e jour à des péritonites aiguës. Des 77
autres, un seul, inoculé le 23 juin est mort le 19 juillet,
c'est-à-dire le 26º jour, d'une tuberculose aiguë généralisée.
Le mucus provenait d'un cuirassier vigoureux et en pleine
santé. Les 76 restants ont survécu et ont été employés dans
le cours de l'année suivante à d'autres expériences; à l'autopsie, pratiquée près d'un an après, ils ont été trouvés
indemmes de toute lésion tuberculeuse.

On ne peut ne pas considérer comme un résultat saisissant,
la constance de nos insuccès dans ces tentatives de transmission expérimentale de la tuberculose, par l'inoculation
intra-péritonéale de quantités massives de poussières de nos

casernes les plus peuplées, poussières de toutes provenances, y compris celles des crachoirs. Quatre-vingt-un animaux ainsi traités et épargnés par la septicémie sont restés indemmes ! N'est-il pas permis d'en conclure que les poussières essayées ne contenaient point de bacilles de Koch, ou n'en contenaient point assez pour triompher de la résistance de sujets appartenant à l'une des espèces les plus réceptives pour la tuberculose? De pareils enseignements ne sont-ils pas à retenir par ceux qui considèrent les crachats répandus sur le plancher des casernes comme la source principale si ce n'est exclusive où les hommes viennent prendre le germe de la phtisie ?

Il y a de longues années que Baumgarten s'est élevé au nom de l'expérimentation contre le rôle abusif que la doctrine fait jouer aux poussières bacillifères dans la genèse de cette affection. Tout récemment Flügge et ses élèves Neisser, Laschtschenko, Heymann, Sticher, Beninde lui ont consacré d'importants travaux qui ont abouti aux conclusions que je m'efforce depuis plusieurs années de faire prévaloir (9).

Il en résulte non seulement que les poussières sont extrèmement pauvres en bacilles, mais surtout que les crachats des locaux habités ne se résolvent jamais en poudres assez fines et assez légères pour se maintenir quelque temps en suspension dans l'air (10). Sticher et Beninde n'ont réussi à mobiliser les crachats pulvérisés avec des courants d'air faibles, tels qu'il s'en produit dans nos appartements, qu'à la condition de leur avoir fait subir préalablement une dessiccation absolue et une trituration complète par des moyens artificiels, et encore la distance parcourue ainsi par eux était-elle insignifiante. D'autre part, même dans ces conditions, le ralentissement du courant était suivi d'une chute si rapide de la plus grande partie de la matière, qu'il ne restait en suspension dans l'air et pendant quelques courts instants seulement, que les particules les plus ténues, c'est-à-dire une quantité de poussière virulente absolument insignifiante. Or cette proportion doit être encore bien plus faible dans la réalité. En raison de la mucine contenue dans le crachat, celui-ci, en effet, se laisse réduire très difficilement, après dessiccation, en parcelles assez fines pour se convertir en poussières. Quant aux particules plus grossières, elles sont loin de comporter le même danger que ces dernières. Ce n'est qu'éventuellement, pendant le balayage ou le brossage, qu'elles sont soulevées, légèrement déplacées dans le sens vertical et horizontal, et maintenues ainsi en suspension tant que le local est parcouru par des courants d'air assez puissants pour offenser notre sensibilité. Mais dès que ceux-ci sont supprimés avec les manipulations précédentes, elles se déposent sur les surfaces ambiantes. En tout état de choses, il n'est guère admissible qu'elles s'élèvent assez pour s'introduire dans les voies respiratoires avec l'air qui y pénètre par le nez et la bouche. Cette éventualité n'est possible qu'avec les particules plus fines, poussiéreuses, qui restent plus longtemps suspendues dans l'air, et qui sont susceptibles d'être soulevées jusqu'à hauteur d'homme par des courants même très faibles. Mais ce sont précisément ces poussières fines qui se forment le plus difficilement avec les crachats des phtisiques (11).

Cornet lui-même, qui a été un des premiers à ouvrir la question des poussières dans la genèse de la phtisie, Cornet a fourni des témoignages semblables. Il fait valoir qu'une minime partie seulement des crachats se pulvérise suffisamment pour pouvoir rester en suspension dans l'atmosphère pendant quelque temps, d'autant plus que des courants d'air assez énergiques pour les entraîner manquent généralement à nos appartements. « Qu'on essaie, dit-il, de pulvériser dans un mortier des crachats même parfaitement desséchés, et l'on se convaincra que ce n'est pas une tâche si facile que de les réduire en poussières assez fines pour pouvoir s'élever et flotter dans l'air pendant quelque temps. L'on s'imagine qu'il suffit de passer les pieds sur l'expectoration desséchée pour soulever des nuages de poussières infectieuses. De pareilles idées sont absolument fausses. La mucine renfermée dans ces produits s'oppose jusqu'à un certain point à leur pulvérisation (12) ».

C'est ainsi que cet ingénieux expérimentateur, qui a été un des premiers à signaler le danger de l'expectoration desséchée, a entrevu en même temps les restrictions que comportaient ses observations. Les recherches de Flügge et de ses élèves ont confirmé cette prévision ; elles ont montré que l'infection par les crachats réduits en poussière est possible, mais qu'elle est relativement rare, parce que la formation d'une matière pulvérulente assez fine pour être transportable par l'air, ne peut avoir lieu qu'avec des crachats *complètement* desséchés, que dans ce cas même, il ne s'en produit qu'une quantité extrêmement faible, que d'ailleurs la proportion des poussières bacillifères qui parvient à s'élever dans l'air, y diminue très vite avec la rapidité des courants qui les portent, et qu'en somme, étant donnée l'exiguité de la quantité des germes soulevés et la faiblesse minime des courants d'air qui nous entourent, il y avait peu de vraisemblance que l'homme contractât la tuberculose par ce mode de contamination, même avec des crachats pleinement desséchés (13).

Nonobstant ces réserves, M. Cornet a soutenu que ces derniers constituaient l'unique danger créé par les phtisiques, et que ce danger disparaîtrait si, s'astreignant à l'usage du crachoir, ceux-ci prévenaient ainsi la dessiccation et la pulvérisation dans les milieux ambiants du produit de leur expectoration.

Cette doctrine, ainsi que nous venons de le voir, est beaucoup trop exclusive. Les recherches poursuivies à l'Institut de Flügge, démontrent qu'il existe un deuxième mode d'infection, bien plus redoutable, et dont on ne s'était guère douté jusqu'alors, c'est la projection par les malades de particules de salive virulente autour d'eux dans la conversation, dans l'acte de la toux et de l'éternuement. Laschtschenko et Heymann ont en effet coloré des bacilles de Koch sur des porte-objets placés devant la bouche des phtisiques pendant

la toux. Les chances de contamination créées par ces conditions diminuent avec la distance qui sépare le tousseur de
celui qui lui fait vis-à-vis : au delà de un mètre, les procédés
de coloration ne décèlent plus de bacilles sur les plaques
porte-objets ; elles augmentent avec la ténuité des crachats,
(mélange avec une quantité plus ou moins grande de salive),
et avec l'énergie de la toux. Aussi les phtisiques peu avancés sont-ils particulièrement dangereux, parce qu'ils sont
encore vigoureux, qu'ils restent debout, et que dans leur
déambulation ils trouvent plus. d'occasions de s'entretenir
avec les personnes de leur milieu que les malades qui restent immobiles dans leur lit.

En résumé, une expérimentation variée et conduite avec
une rigueur irréprochable, enseigne que les crachats des
phtisiques ne se transforment en poussières assez fines pour
être soulevées et entraînées par l'air que dans des conditions
particulières, qui sont rarement réalisées dans la pratique.
Flügge et ses élèves professent que la contagion d'homme à
homme s'effectue surtout par les gouttelettes de mucus projetées par le phtisique sur son voisin pendant la conversation,
et notamment par la toux et l'éternuement. C'est ce mode
de contamination qu'ils considèrent, au nom de leurs expériences, comme le plus fréquent ; ils ne repoussent pas en
principe la transmission sèche, mais ils la considèrent
comme exceptionnelle (14).

S'il en est ainsi, si la tuberculose se communique surtout
par la voie humide, si la doctrine a exagéré le rôle de la
poussière dans sa transmission, il est juste de le consigner
dans l'histoire de la phtisie de la caserne, histoire faite en
grande partie des méfaits dont on chargeait les poussières
de crachats bacillifères, de ramener à sa juste valeur le
danger qu'on leur attribuait, de redresser enfin les opinions
et les jugements erronés qui sont nés de cette interprétation.

On conçoit aisément que la possibilité de la souillure de
l'air par les crachats humides ou secs, que la prédilection de

la tuberculose pour le poumon et son début fréquent par cet organe, puissent induire à attribuer à l'appareil respiratoire la première place parmi les voies d'introduction qui s'offrent au bacille. Il est hors de doute que les bronches sont une porte d'entrée fréquente du virus. Mais il n'est pas moins certain pour moi que l'on rapporte journellement à l'inhalation plus ou moins récente un grand nombre de phtisies qui reconnaissent une origine bien différente. Sans doute, on parvient à tuberculiser certains animaux en les plaçant dans une atmosphère saturée de crachats humides ou desséchés. Mais ces conditions ne sont pas comparables à celles dans lesquelles nous vivons. Il n'est pas probable, d'après les recherches rappelées plus haut et d'autres similaires, que l'air que nous respirons dans les locaux habités renferme jamais une proportion de bacilles équivalente à celle qui est mise en œuvre par l'expérimentation ; l'analyse bactériologique, j'y insiste encore, ne les y a jamais décelés, pas même dans celui des salles d'isolement des phtisiques, non plus qu'à la surface des bronches où vivent tant d'autres germes ; ils n'ont été trouvés qu'exceptionnellement dans les mucosités nasopharyngées des sujets sains (1 fois sur 91 dans mes expériences personnelles). Il serait d'ailleurs téméraire de conclure, sans autre forme de procès, de la prédilection du tubercule pour le poumon ou de la prédominance de ses ravages dans cet organe, à l'infection par les voies respiratoires. Le poumon est en effet un organe d'élection pour les localisations des maladies virulentes. Dans la syphilis congénitale, il est souvent le seul organe atteint, ou du moins le plus fortement intéressé. Quelle que soit la voie d'introduction du virus tuberculeux choisie par l'expérimentation, peau, péritoine, veines, les déterminations locales s'effectuent toujours avec une préférence marquée sur le poumon. Celui-ci s'y montre rarement indemne. On ne pourrait sans encourir des chances d'erreur, conclure du siège de la localisation d'une maladie infectieuse à la porte d'entrée de sa cause.

Avant de poursuivre cet exposé, je tiens à préciser encore ma pensée afin de prévenir tout malentendu.

Il n'entre nullement dans mes intentions de combattre la notion de l'infection par les voies respiratoires; je la tiens pour inattaquable. Mais j'estime que nombre de faits qui lui sont attribués, à elle ou à l'infection intestinale, doivent être rapportés à ces mystérieux foyers ganglionnaires viscéraux ou osseux, auxquels la médecine militaire accorde une place importante dans la pathogénie des affections tuberculeuses, sans détourner son attention du rôle qui incombe à la contagion directe, foyers dont je vais maintenant m'occuper.

E. **Origine des foyers latents. Rôle respectif de l'hérédité et de la contagion dans leur genèse. Leur rôle dans la tuberculose des militaires.** — Il est, en effet, temps de nous demander d'où proviennent ces tuberculoses latentes qui s'insinuent ainsi dans les rangs de l'armée à travers le crible aux mailles manifestement trop larges des conseils de revision. Les dimensions souvent considérables des masses morbides et leur structure fibro-caséeuse leur assignent une origine plus ou moins ancienne; il est vraisemblable que le développement de bon nombre d'entre elles remonte à la première période de la vie.

On sait, en effet, grâce aux recherches qui ont été entreprises dans les hôpitaux d'enfants, combien la tuberculose est fréquente à cet âge. Abstraction faite de l'athrepsie, elle compte à son actif le tiers des décès qui pèsent sur la première enfance; et cette léthalité ne donne qu'une idée imparfaite de sa fréquence, vu que la forme latente est encore plus commune que celle qui tue plus ou moins rapidement. MM. Landouzy et Queyrat ont trouvé des foyers tuberculeux non soupçonnés dans le tiers des autopsies d'enfants au-dessous de deux ans. Muller, Babès et plus récemment Kossel ont fait des constatations analogues. Ce n'est pas sans surprise qu'on découvre, chez ces petits êtres morts de maladies diverses, comme chez nos militaires, et à peu près aussi fréquemment que chez eux, des foyers tuberculeux localisés, parfois encore en pleine activité, le plus souvent éteints et déjà enkystés. Et ce qui complète encore l'analogie, c'est que le siège de ces localisations est le même chez l'enfant et l'adolescent. Chez celui-là comme chez celui-ci, elles affectent les ganglions bronchiques et mésentériques, avec une prédilection dont les statistiques d'Aviragnet, de Babès, de Bollinger, de Baumgarten et de Schlenker portent l'irrécusable témoignage.

Or, n'y a-t-il pas une relation étroite entre ces tuberculoses infantiles guéries, et les foyers anciens fibro-caséeux que le médecin militaire rencontre si souvent dans ses autopsies? Ceux-ci ne sont-ils pas le reliquat de celles-là, si bien que la tuberculose du soldat pourrait être envisagée comme une deuxième étape de celle du premier âge? Nous estimons qu'il en est ainsi, au moins pour un grand nombre de faits, toutes les probabilités étant en faveur de cette interprétation.

Quoi qu'il puisse en être, il demeure acquis, et c'est là le point essentiel pour nous, que cette tuberculose latente remonte à une époque antérieure à l'incorporation. Quant à la date exacte de la préinfection, elle varie sans doute d'un sujet à l'autre, si elle ne remonte pas au jeune âge ; mais sa connaissance est secondaire pour l'objet de ce travail.

Elle ne lui est pourtant pas indifférente. Que ces foyers latents se développent dans la première ou la seconde enfance, voire même plus tard, ils soulèvent en tout état de choses la question du mode d'infection auquel ils doivent leur origine. Les germes qui les font naître sont-ils toujours de provenance extérieure, puisés dans les milieux ambiants et introduits dans l'organisme par les circumfusa et les ingesta, ou n'existent-ils pas des faits où la contamination est placentaire ou conceptionnelle, qui reconnaissent, en d'autres termes, une origine héréditaire? Il n'est pas tout à fait hors de notre sujet d'effleurer en passant cette question, car l'héré-

dité a une signification décisive dans l'application des
mesures médico-légales dont devient éventuellement justi-
ciable le soldat tuberculeux.

La question présente d'ailleurs un haut intérêt scientifique
et pratique. De tout temps, son importance s'est imposée
non seulement aux préoccupations des médecins, mais aussi
au sentiment instinctif des masses portées à exagérer ou à
déprécier alternativement le rôle de l'hérédité et de la contagion dans le développement de la tuberculose.

L'hérédité, du moins l'hérédité bacillaire, car l'hérédo-pré-
disposition n'est guère contestée, l'hérédité est un mode
d'infection qui a été discréditée par les brillantes expériences
de laboratoire auxquelles nos conceptions pathogéniques des
affections tuberculeuses sont redevables de cette simplicité
qui éblouit peut-être autant qu'elle séduit. C'est à peine si
l'étiologie l'admet encore. Elle est pourtant scientifiquement
prouvée par des observations précises d'enfants ou d'animaux
affligés à leur naissance de lésions tuberculeuses.

Elles sont sans doute clairsemées, mais suffisantes pour
justifier dans une certaine mesure le rôle que l'observation
de toutes les époques a attribué à la transmission congénitale de la maladie; et ces derniers temps, par un retour
fréquent des choses, ont multiplié les témoignages en sa
faveur. Les faits positifs sont d'ailleurs plus nombreux
qu'on ne le pense. La tuberculose congénitale passe souvent inaperçue pour des motifs divers : impossibilité dans
les familles de pratiquer les autopsies de fœtus avortés,
omission de l'examen du foie, des ganglions lymphatiques,
des os beaucoup plus fréquemment intéressés dans la tuberculose du nouveau-né que le poumon, qui dans maintes
observations a seul fixé l'attention; enfin, nécessité, dans
certains cas, pour découvrir des lésions exiguës, de recourir
à l'inoculation et à l'ensemencement de la pulpe totale des
viscères broyés du fœtus.

Les partisans de l'hérédité invoquent en sa faveur la fréquence excessive de la tuberculose du premier âge. Mais on

conteste à l'hérédo-contagion le droit de se prévaloir de ce témoignage, parce que la tuberculose des nourrissons ne commence guère que vers le troisième mois et qu'elle se multiplie à partir de cet âge, jusqu'à la quatrième année, où le tiers au moins des enfants hospitalisés en sont affligés. Il y a de bonnes raisons de croire que, contrairement aux idées accréditées qui attribuent toutes ces tuberculoses infantiles à l'infection post-utérine, survenue dans le milieu contaminé où vit l'enfant, un certain nombre d'elles doivent-être mises à la charge de l'hérédité.

La doctrine de celle-ci s'est appuyée surtout sur des arguments cliniques, c'est à-dire sur des observations relevées dans les familles. Il faut reconnaître que la valeur scientifique de ces faits reste douteuse en raison, d'une part, de la difficulté que présente le diagnostic de la tuberculose chez les tout petits enfants, et d'autre part des chances d'infection extra-utérine que ceux-ci rencontrent dans les milieux habités par leurs parents phtisiques. Ils peuvent être revendiqués, au gré des tendances, par l'hérédité ou par la contamination au foyer familial. Mais, peut-être, leur signification deviendrait-elle plus précise, si l'on pouvait faire l'autopsie minutieuse des enfants mort-nés ou des enfants qui meurent peu de temps après la naissance, dans les familles de tuberculeux. L'insuffisance inévitable des enquêtes familiales commande de réserver, non pas d'écarter sans plus ample informé, du domaine de l'hérédité les faits qu'elles mettent en relief.

Ce qui a sans doute porté à faire la part trop large à l'infection post-utérine au détriment de celle de l'hérédité, c'est précisément la rareté de la tuberculose congénitale *avec lésion*, comparée à sa fréquence croissante à partir du quatrième mois de la naissance. Mais si l'on considère que la tuberculose est une maladie essentiellement lente et chronique dans son évolution, si l'on songe qu'il faut plusieurs semaines pour tuberculiser un petit animal auquel nous inoculons des doses massives de virus, on concevra aisément que trois ou

quatre mois au moins sont nécessaires au développement
de lésions apparentes chez un enfant qui ne reçoit à coup sûr
qu'une quantité minime de germes pendant la vie fœtale,
car le nombre de ceux qui traversent le placenta est toujours
extrêmement exigu. Peut-on s'attendre à ce que quelques
bacilles échoués dans l'œuf avant ou pendant la conception,
ou dans l'embryon durant son développement, puissent,
dans la courte période de la vie intra-utérine, se multiplier
suffisamment pour faire naître une tuberculose manifeste
déjà chez le nouveau-né ? Cette éventualité est d'autant
moins probable que dans le corps de l'embryon, les germes
sont en concurrence avec un tissu en plein développement.
Or, l'activité formative constitue une force par laquelle les
cellules résistent aux microorganismes ; plus elle est énergique, et moins les entreprises microbiennes ont chance
d'aboutir.

C'est ainsi que, pour parer à l'objection de la rareté de
la tuberculose congénitale, les défenseurs de l'hérédo-bacil-
lose ont été conduits à supposer que l'infection fœtale ne se
démasque que tardivement dans l'enfance, ou même dans
l'adolescence, parce que les germes restent latents dans
cet intervalle, soit en raison de leur insuffisance numérique,
soit en raison de la résistance des tissus du fœtus et de l'enfant. Bref, l'enfant naît bacillisé mais non tuberculeux ; il ne
le devient qu'au bout de quelques mois, de quelques années
même. La tuberculose héréditaire doit être plutôt tardive que
congénitale ; c'est pour cette raison qu'elle a pu être méconnue.

La notion de la bacillose congénitale latente, de l'hérédo-
tuberculose tardive, n'apparaissant que le jour où des germes
de transmission intra-utérine et restés latents jusqu'alors
viennent à évoluer à la faveur de circonstances propices,
cette hérédo-contagion différée n'est pas une conception
imaginée pour les besoins de la discussion. Elle a droit de
prendre place dans la science, car elle s'appuie sur des
observations très démonstratives. Telles sont les inoculations
pratiquées avec succès de tissus broyés de fœtus suspects

par MM. Landouzy et Martin, Charrin et Kalt, enfin de Birch-Hirschfeld; telles sont encore les observations de Pizzini qui a décelé le bacille de Koch dans les ganglions médiastinaux chez 42 p. 100 de sujets non tuberculeux, et de Babès qui les a trouvés chez 65 sur 93 enfants morts d'affections autres que la tuberculose.

A l'hérédité de graine (par infection placentaire ou ovulaire) ne devrait être attribuée qu'une part insignifiante dans la pathogénie de la tuberculose, si l'on ne tenait compte que des cas rares de tuberculose congénitale avec *lésion*. Mais cette part apparaît bien autrement importante, si l'on veut bien admettre l'hérédo-contagion à échéance tardive, dont la réalité ne saurait être contestée, et dont le rôle a été indûment réduit à une quantité négligeable par les idées qui ont cours.

Ne sommes-nous pas autorisé enfin à nous demander pourquoi, si la tuberculose infantile est toujours imputable à l'infection extra-utérine par les voies respiratoire ou digestive, elle respecte d'ordinaire ces portes d'entrée et se fixe d'emblée avec une prédilection si marquée sur le système lymphatique et osseux et sur les viscères du bas ventre; pourquoi, lorsqu'à ces déterminations s'associent des lésions pulmonaires, celles-ci sont généralement, ainsi que le remarque Kossel, moins anciennes que celles des ganglions bronchiques voisins, comme si le germe s'était d'abord attaqué à ces derniers avant d'entamer le poumon, comme si la tuberculose ganglionnaire était la première étape de la tuberculose pulmonaire? Et de fait, Kossel incline à penser que l'infection atteint d'abord le système lymphatique avant de pénétrer dans les organes respiratoires, il attache avec raison une très grande importance à la préexistence des lésions ganglionnaires. Nous nous sentons d'autant plus entraîné à nous poser ces questions, que ce sont également ces organes : ganglions, os, viscères abdominaux qui sont spécialement et parfois exclusivement intéressés dans la tuberculose congénitale avérée, et qu'il est difficile de voir dans cette similitude entre les déterminations bacillaires de l'enfant avant et après la naissance l'effet d'un simple jeu de hasard.

La réponse ne laisse pas de troubler la doctrine de l'infection exogène; l'interprétation de ces lésions est au contraire aisée, si on les rapporte à l'hérédo-contagion, dont les déterminations anatomiques appartiennent presque exclusivement aux organes intéressés chez l'enfant. Quoi qu'il puisse en être, on ne peut ne pas reconnaître que l'existence de la tuberculose primitive du système lymphatique et osseux chez ce dernier constitue un argument sérieux à opposer à la doctrine qui attribue exclusivement sa tuberculose à la contagion extra-utérine, laquelle exige la préexistence de lésions initiales des poumons et de l'intestin, portes d'entrées habituelles du germe.

Je n'ignore pas que les recherches expérimentales n'ont pas toujours sanctionné ces déductions fondées en grande partie sur l'observation clinique. On sait que Sanchez-Toledo, Vignaï ont tenté en vain de communiquer la tuberculose au produit de la conception en inoculant des cobayes pleines. Mais de Renzi a été plus heureux qu'eux, grâce à certains artifices d'expérimentation. En inoculant les mères longtemps avant la parturition, en sacrifiant les petits quelque temps seulement après la naissance, de façon à laisser aux lésions spécifiques le temps de se produire, en recherchant celles-ci dans les organes qui en sont le plus volontiers le siège, c'est-à-dire dans les appareils hématopoiétiques, cet expérimentateur a enregistré 5 résultats positifs sur 18 inoculations. Cinq femelles sur 18 inoculées ont mis bas 19 petits dont 12 tuberculeux. Sur ces 12 animaux malades, 10 ont présenté une tuberculose exclusive des ganglions bronchiques ou abdominaux, et 2 une tuberculose caséeuse du poumon et du foie.

Ces résultats, qui ont été vérifiés par Gärtner, Baumgarten et d'autres sur des souris et des lapins sont fort suggestifs. Ils démontrent que la transmission héréditaire est

réelle, que la tuberculose congénitale affecte avec une prédilection marquée les ganglions lymphatiques si souvent
malades chez les enfants et les soldats, enfin que la localisation pulmonaire du tubercule n'est pas un témoignage
formel en faveur de l'infection par inhalation, puisqu'elle peut
être réalisée par la contagion intra-utérine.

Aux chances de l'infection placentaire ou sanguine, il
convient d'ailleurs d'ajouter celles de la transmission germinative. La possibilité de l'infection de l'œuf par la mère ou
le père est fondée sur des faits cliniques bien observés, et
elle peut se réclamer d'observations et d'expériences auxquelles il n'y a rien à reprocher. Baumgarten a trouvé le
bacille de Koch dans l'ovule d'une lapine, et Maffucci, ayant
inoculé divers microbes à des œufs de poule, en a vu naître
des poussins chez qui l'infection s'est manifestée plus ou
moins longtemps après leur éclosion.

Il va sans dire que le moment de l'échéance des lésions
tuberculeuses chez l'enfant bacillisé est subordonné à la
quantité et à l'énergie du virus qu'il reçoit, et au degré de
résistance de ses tissus. Si le terrain devient favorable au
microbe, le petit bacillifère pourra être affligé dès les premiers
mois de son existence d'une tuberculose plus ou moins apparente. Dans le cas contraire, les lésions ne se développeront que
plus tard, tantôt plus ou moins diffuses, d'autres fois dissi-
mulées et localisées dans la profondeur de l'organisme. Que
d'états fébriles vagues de la première enfance, écrit le professeur Landouzy, et sans doute aussi de l'adolescence, qui
sont indûment passés au compte d'un refroidissement, de la
dentition ou d'un embarras gastrique, et qui correspondent
à des tuberculoses ganglionnaires ou osseuses frustes !

C'est la destinée future de ces foyers latents qui mérite
de fixer toute notre attention. C'est de là en effet, que
s'échapperont plus tard, à jets intermittents ou continus, des
colonies bacillaires qui iront ensemencer d'autres organes,
notamment le poumon, la plèvre, le tube digestif. Il en résul-
tera une santé fragile, traversée par des bronchites réité-

rées, des fièvres muqueuses, des pleurésies *a frigore*. Dans plusieurs observations de mon dossier, cette auto-infection, ainsi que je l'ai marqué plus haut, a pu être prise sur le fait. Elle se réalise souvent d'une façon très saisissante dans la phtisie pulmonaire de l'enfant. Ce ne sont point les mystérieuses voies lymphatiques ou sanguines qui conduisent le virus du foyer générateur au poumon, mais une bronche dans laquelle un ganglion tuberculeux ramolli du hile se vide après avoir contracté des adhérences avec elle, ensemençant ainsi de préférence les lobes inférieurs, en raison de leur position déclive dans la station verticale ou le décubitus dorsal du petit sujet. Et telle serait, d'après le professeur Weigert, la raison véritable de la prédilection de la phtisie pulmonaire infantile pour les étages inférieurs de l'appareil respiratoire. Heureusement que ces foyers latents ne sont pas toujours à même de remplir un rôle aussi néfaste. Réduits au silence, soit par un enkystement solide, soit par une vigoureuse et persévérante résistance de l'organisme, ils peuvent rester latents pendant toute la vie. Que de fois ne trouvons-nous pas des ganglions crétacés, des nodules caséeux chez nos militaires morts de fièvre typhoïde ou de maladies étrangères à la tuberculose? Que de fois ne les rencontre-t-on pas à l'autopsie des vieillards emportés par les affections de la sénilité! (une fois sur deux d'après mes observations, trois fois sur quatre d'après Baumgarten.) Peut-être la transmission héréditaire pourrait-elle s'appuyer sur ces lésions latentes pour revendiquer un certain nombre de tuberculoses observées chez les sujets issus de parents en apparence sains?

En résumé, j'incline à croire que nombre de ces tuberculoses latentes, diffuses ou concentrées en foyers, que le hasard des autopsies nous fait découvrir ou qui se démasquent cliniquement chez les enfants, les adolescents ou à des âges plus avancés, ont été ensemencés pendant la vie intra-utérine. La notion de l'hérédité de la tuberculose accréditée pendant tant de siècles s'est perdue presque entièrement

sous l'essor des doctrines nouvelles. Elle est niée totalement
par les uns, réduite à un rôle insignifiant, au bénéfice bien
entendu de la contagion extra-utérine, par le plus grand
nombre. Je suis de ceux qui estiment qu'elle participe plus
largement qu'on ne le pense à l'heure actuelle à la propagation de la redoutable maladie qui nous décime, et que
c'est commettre une grave imprudence que de tenter de
supprimer un facteur de cette portée du problème si complexe de son origine.

Il est certain qu'il est difficile à l'hérédité de faire sa
preuve clinique. L'affirmer sans plus ample informé, chez
tout phtisique issu d'une famille tuberculeuse, comme l'ont
fait Leudet et beaucoup d'autres, c'est très certainement
s'exposer à empiéter sur le domaine de la contagion.

Mais celle-ci est-elle toujours si sûre d'elle-même pour
pouvoir prétendre à régner sans partage? On a de la peine
à se le persuader, quand on voit la phtisie passer si rarement d'un conjoint à l'autre. La transmission entre mari et
femme, deux sujets si propres à s'infecter mutuellement,
compte en effet bien peu d'observations probantes à son
actif. L'exiguité de leur nombre cadre mal avec la prétention
de la contagion à grouper dans son domaine *toutes* les affections tuberculeuses et à se faire accepter à l'exclusion de
tout autre mode pathogénique.

En réalité, les actes de la contagion familiale sont aussi
mystérieux que ceux de la transmission héréditaire, et s'il
est certain que la première guette l'enfant dès la naissance,
il n'est jamais sûr non plus qu'elle n'a pas déjà été devancée
à ce moment, au moins dans certains cas, par la seconde qui,
après tout n'est qu'une des formes de la contagion. La transmission germinative ou placentaire du bacille n'est plus à
démontrer : les recherches de de Renzi, Maffucci et Gärtner,
entre autres, en ont établi la réalité. Les contagionnistes
exclusifs se refusent à voir dans la fréquence de la tuberculose infantile l'effet ou les suites de cette transmission. Mais
les raisons sur lesquelles ils s'appuient pour rejeter cette

interprétation, ne sont pas plus décisives, il faut bien le reconnaître, que celles mises en avant par leurs adversaires pour la faire agréer. Ceux-ci, pourtant, disposent de quelques arguments développés plus haut qui, à notre avis, n'ont pas été appréciés à leur valeur. Comment en effet ne pas être surpris de voir la tuberculose infantile rechercher les organes qui sont précisément envahis dans la tuberculose congénitale clinique ou expérimentale, c'est-à-dire les ganglions lymphatiques, le système osseux et les viscères abdominaux ? Cette similitude entre les localisations intra et post-utérines, ne mérite-t-elle pas de fixer l'attention ? Ensuite, a-t-on le droit de glisser, sans s'y arrêter, sur ce fait que les lésions ganglionnaires paraissent d'ordinaire beaucoup plus anciennes que celles des organes afférents, notamment des poumons, que la conception contagionniste assigne comme porte d'entrée à l'infection ? Cette anomalie est telle, qu'elle rend délicate la question de décider si celle-ci est allée de l'organe au ganglion ou du ganglion à l'organe, et nombre de médecins penchent pour cette dernière alternative : elle ne serait point pour nuire à l'hypothèse de l'origine utérine d'un certain nombre au moins de tuberculoses infantiles.

Les faits cliniques et expérimentaux, consignés dans ce paragraphe, témoignent également que le virus tuberculeux, à l'instar de celui de la syphilis, est apte à se conserver silencieusement dans l'organisme, à sommeiller en nous pendant de longues périodes, dissimulé dans des organes sains, le plus souvent dans des foyers ganglionnaires ou osseux guéris. Ces lésions solitaires et silencieuses, qu'elles aient été ensemencées ante ou post partum, sont une menace perpétuelle pour le porteur. Leur réveil est suivi à brève échéance du développement de localisations manifestes, patentes, par ensemencement secondaire de territoires organiques prédisposés. Cette réinfection assume un rôle qui est loin d'être indifférent dans la pathogenèse des affections tuberculeuses, et mérite certainement de prendre place entre la contagion et l'hérédité, l'hérédité de graine, bien entendu.

Le principe de cette dernière n'est point contesté. Il est peu de médecins qui la nient d'une façon absolue. Mais le plus grand nombre la considèrent comme exceptionnelle. Bien que je ne sois pas en mesure de préciser la part exacte qui lui revient dans la pathogénie des affections tuberculeuses, j'ai de la peine à croire qu'elle n'y représente qu'une quantité négligeable, j'incline au contraire à penser qu'elle est plus souvent en cause que ne l'enseignent les doctrines régnantes.

Il est certes consolant pour les masses d'apprendre que la phtisie est une maladie évitable, comme toutes les maladies contagieuses. Mais ne serait-il pas au moins imprudent, dans l'incertitude où nous sommes de la part à attribuer dans sa genèse à l'hérédité, de leur laisser croire que les enfants issus de tuberculeux n'ont rien à redouter du moment qu'on les sépare de leurs générateurs après leur naissance? Et n'y aurait-il pas aussi témérité de la part des médecins militaires d'écarter, sur la foi des enseignements accrédités, l'hérédité de leurs spéculations et de leurs préoccupations, pour s'absorber uniquement dans la recherche des sources de la contagion? Orientées d'après ces vues exclusives, leurs enquêtes resteraient bien incomplètes, et c'est dans cette conviction que j'ai crû devoir développer ici ces considérations critiques sur un mode pathogénique qui me paraît trop discrédité aujourd'hui.

L'intérêt qu'il y aurait à déterminer exactement le mode d'origine des foyers tuberculeux latents que le jeune soldat apporte au corps, m'a amené, par une pente très naturelle, à cette digression sur l'hérédité. Quelle que puisse être l'opinion que l'on adopte à l'égard de cette dernière, le fond de la question qui nous occupe, c'est-à-dire le rôle de ces foyers dans la genèse des affections bacillaires qui se manifestent chez le jeune soldat, reste acquis. Ce rôle ressort des observations anatomo-cliniques qui ont été développées plus haut. Elles nous permettent d'affirmer qu'il en est de la tuberculose comme de la fièvre typhoïde, que la caserne la reçoit plus souvent qu'elle ne la donne, qu'elle la reçoit sous cette

forme latente, à laquelle la médecine prébacillaire attachait
avec raison une si grande importance, que l'existence, chez
le jeune soldat, de ces foyers silencieux dans la proportion
d'au moins un à deux sur trois, est démontrée par les
longues et patientes recherches cadavériques des médecins
militaires, qu'enfin cette tuberculose qui sévit dans la première année du service, et qui donne surtout, on ne saurait
trop le redire, la mesure de la fréquence et des oscillations
de cette maladie dans l'armée, relève de l'auto-infection et
non pas de la contagion. Bien plus, la tuberculose des vieux
soldats eux-mêmes, l'anatomie pathologique le démontre
avec la certitude de l'évidence, reconnaît dans certains cas
cette origine, ce qui n'a rien de surprenant, puisque le
bacille de Koch peut, à l'instar de celui de la syphilis,
rester silencieux dans l'organisme, non pas seulement pendant des mois, mais durant des années, durant la vie tout
entière.

En définitive, les nombreuses réformes prononcées dans
la première année de service pour tuberculose, ne font que
rendre à la population civile ce que la caserne en a reçu, et
la restitution se fait généralement sous la forme de bronchite suspecte, ou d'états morbides qualifiés d'imminence
tuberculeuse, et non pas de tuberculoses ouvertes, il importe de marquer cette restriction.

Je n'ai point l'intention, Dieu m'en garde, de nier la contagion au régiment. Qui veut trop prouver ne prouve rien.
Il est même probable que les atteintes des anciens soldats
sont dues pour un certain nombre à cette origine. Mais où
s'effectue la contamination? Quoi qu'on ait pu en dire, les
tuberculoses ouvertes et surtout les phtisies cavitaires qui
circulent dans les casernes sont en nombre infime, autant
dire qu'il n'y en a pas. Nos instructions ne prescrivent-elles
pas d'en éliminer, comme nous venons de le laisser entendre,
non seulement les hommes qui commencent à être malades,
mais même les suspects, ceux qui se trouvent en état d'imminence morbide? Ces instructions, incessamment renou-

velées, ne restent pas lettre morte, comme en témoignent précisément les milliers de réformes temporaires ou définitives qui épurent annuellement les contingents. Il y a des phtisiques plus ou moins avancés dans certains corps spéciaux qui ne se composent que d'anciens soldats, tels que les gendarmes, la garde de Paris. Nous les retrouverons tout à l'heure. Il y en a parmi ceux que l'on appelle les embusqués, les ordonnances, les secrétaires d'État-Major, que la vigilance du médecin ne parvient pas toujours à dépister, parce qu'ils se dérobent volontiers à la visite médicale. Mais le nombre en est assurément très restreint ; ils ne sont d'ailleurs pas de ceux qui circulent d'habitude dans les casernes. Les ordonnances malades sont dangereux pour les milieux familiaux où ils fréquentent et où d'ailleurs ils couchent très souvent, et les secrétaires pour les habitués des bureaux où ils sont employés. C'est-à-dire que le danger qu'ils créent autour d'eux est renfermé dans une sphère relativement étroite et indépendante de la caserne.

Encore une fois non, celle-ci n'est pas ce redoutable foyer de contagion dénoncé à l'attention, j'allais presque dire à la colère publique par des médecins, des publicistes assurément sincères, mais dont les jugements laissent trop paraître qu'ils se sont formés non pas au sein, mais à côté des milieux militaires. Les chances de contagion tuberculeuse y sont réduites au-dessous de ce qu'elles sont dans les autres collectivités sociales : l'atelier, l'usine, l'école. N'ai-je pas marqué plus haut que j'avais vainement recherché le bacille de Koch dans les poussières des casernes les plus peuplées et les plus mal famées au point de vue de leur salubrité ? Et sans avoir la prétention d'ériger ce témoignage négatif en argument péremptoire à opposer aux assertions contradictoires, nous avons cependant le droit de nous en prévaloir.

Et, d'autre part, si d'aventure le contage vient à s'introduire dans la caserne, il est loin de se trouver dans des conditions aussi favorables, pour s'y répandre, que dans d'autres milieux habités par les grandes collectivités. Le soldat en effet ne vit guère dans la chambrée. Bien différent de l'ouvrier d'atelier, qui subit la journée tout entière le contact de son camarade malade, il passe la majeure partie de son temps hors des locaux, en plein air, soumis en quelque sorte à l'aérothérapie. Les exercices incessants l'appellent dans les cours, sur le terrain de manœuvre, en rase campagne. Il n'occupe guère le casernement que la nuit, ou pendant les courtes époques de l'année où les intempéries lui interdisent les travaux extérieurs. En tout temps d'ailleurs, l'hygiène des chambrées est l'objet d'une vigilante sollicitude. Les fenêtres, largement ouvertes chaque jour dès le matin, donnent accès à l'air pur et aux rayons du soleil qui réalisent la plus efficace des désinfections.

Mais les militaires sont exposés, hors de la caserne, à des chances de contamination peut-être plus réelles que celles qu'ils encourent dans la chambrée et qu'on passe volontiers sous silence. Elles résident dans le contact avec l'habitant, dans la fréquentation du cabaret où ils passent leurs soirées, et qui n'est point interdit aux tuberculoses ouvertes, enfin dans les permissions qui sont accordées si libéralement aujourd'hui, et qui, si elles ont une influence salutaire sur le moral de l'homme, sont éminemment préjudiciables à son éducation militaire et surtout à l'état sanitaire de la caserne, où ce régime introduit à jet continu le germe des maladies qui règnent au foyer ou au village.

Puisqu'il s'agit des chances d'infection bacillaire auxquelles le militaire est exposé en dedans et en dehors des casernes, je ne puis résister à la tentation de consigner ici les résultats auxquels est arrivé un de mes collègues de l'armée, M. le médecin principal Famechon, dans une enquête intéressante qu'il a faite sur la fréquence respective de la tuberculose dans la garde de Paris et les gardiens de la paix.

Ces deux corps ont un recrutement identique, les hommes y sont âgés de part et d'autre de vingt-cinq à cinquante ans ; ils sont triés avec le même soin, soumis aux mêmes obligations professionnelles et également exposés aux dangers de la résidence urbaine. En un mot, les conditions d'aptitude physique et de service sont à peu près semblables dans les deux groupes. Une seule différence, mais une différence capitale les distingue : l'un habite une caserne, l'autre occupe en ville des logements qui ne sont soumis à aucune surveillance hygiénique. Or, celui qui est le plus éprouvé par la tuberculose n'est pas celui qu'on pense. Chez les gardiens de la paix, le déchet global dû à cette maladie est de 1/6 supérieur à celui de la garde. Je n'insiste pas (15).

F. **Relation entre la tuberculose des militaires et celle de la population civile.** — La relation que je viens de laisser entrevoir entre la tuberculose de la troupe et celle de la population civile ambiante n'est pas un artifice de démonstration, imaginé pour les besoins de la cause. Elle peut s'appuyer sur un imposant témoignage de la géographie médicale, témoignage qui n'a peut-être pas obtenu l'attention qu'il mérite, et qui pourtant est digne d'être médité. Le voici : les corps d'armée les plus chargés par notre statistique de la tuberculose sont précisément ceux qui sont stationnés ou mieux recrutés dans les régions où cette maladie pèse le plus lourdement sur la population civile. Les études de la Commission extra-parlementaire ont fait ressortir que la tuberculose, en France, n'était pas également distribuée sur toute l'étendue de notre territoire, que ses atteintes étaient surtout groupées dans trois zones qui doivent être considérées comme ses foyers de prédilection. Le premier s'étend de Paris et des départements circonvoisins vers le Nord, jusqu'à la Seine-Inférieure à l'Ouest et jusqu'au département du Nord à l'Est. Le second comprend les départements de l'ancienne Bretagne avec la Mayenne. Le troisième enfin a pour centre Lyon et s'étend depuis le Jura et l'Ain jusqu'au Gard, le long de la vallée du Rhône (16). Les deux premières circonscriptions sont de beaucoup les plus importantes (voy. fig. 3).

Or, si l'on jette les yeux sur la carte de répartition de la

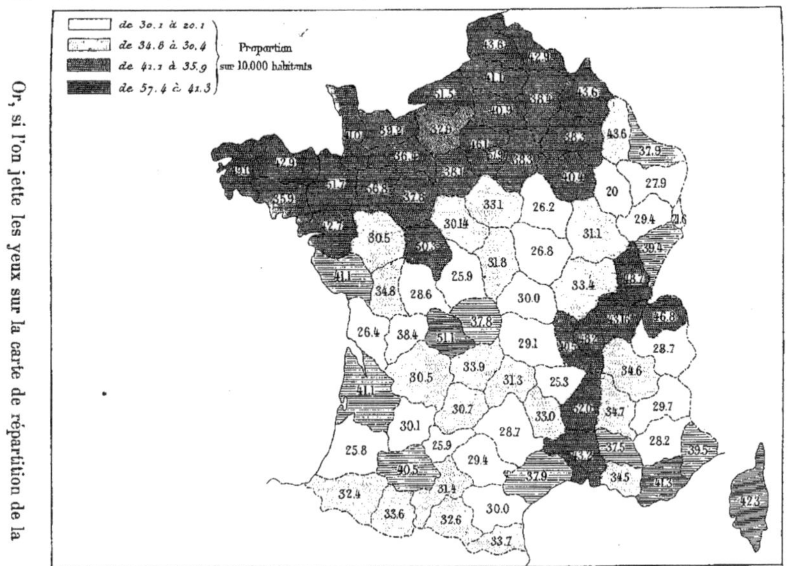

Fig. 3. — Mortalité par tuberculose. Répartition des décès dans les départements. (Extrait de l'œuvre de la commission de la Tuberculose « La Propagation de la Tuberculose », Paris 1900, p. 9).

tuberculose dans l'armée (17) (voy. fig. 4), on constate que cette maladie affecte une prédilection marquée pour les corps d'armée du Nord et de l'Ouest, c'est-à-dire pour ceux qui sont stationnés et recrutés dans les zones où elle cause aussi le plus de ravages dans les populations. La carte de la tuberculose militaire se superpose exactement à celle de la tuberculose civile.

Peut-être verra-t-on dans cette similitude de la répartition géographique une simple coïncidence, ou même un témoignage de plus, et un témoignage tout à fait grandiose de l'infection de l'habitant par le soldat. Mais je vais montrer que le même parallélisme a été relevé ailleurs, notamment en Allemagne, et qu'on y a trouvé la preuve, entre beaucoup d'autres, que l'endémie allait du milieu civil au milieu militaire, et non de celui-ci à celui-là, ce qui est conforme à l'interprétation logique des faits et à l'observation.

G. **La tuberculose dans l'armée allemande.** — Il m'a semblé en effet utile, pour donner plus de poids aux considérations que je viens de développer, de faire connaître comment ce grave sujet de l'origine de la phtisie des troupes est envisagé ailleurs qu'en France, en Allemagne par exemple, dont l'armée est la seule que sa force numérique et ses vicissitudes pathologiques autorisent à mettre en parallèle avec la nôtre.

La question de la pathogénie de la tuberculose du soldat s'est naturellement posée à nos confrères d'Outre-Rhin, comme à tous les médecins d'armée. Or, la solution que l'observation et l'étude les ont amenés à lui donner ne s'écartent sous aucun rapport de celle que je viens de développer. Cette similitude dans les témoignages produits de part et d'autre, et sans aucune entente préalable, mérite d'être méditée par ceux qui n'accueillent qu'avec méfiance les enseignements dont nous essayons depuis de si longues années de convaincre le public. Je puise ceux que j'emprunte à l'Allemagne à des sources officielles : aux statistiques annuelles de l'armée prussienne et des 12e et 13e corps (Saxons et Wur-

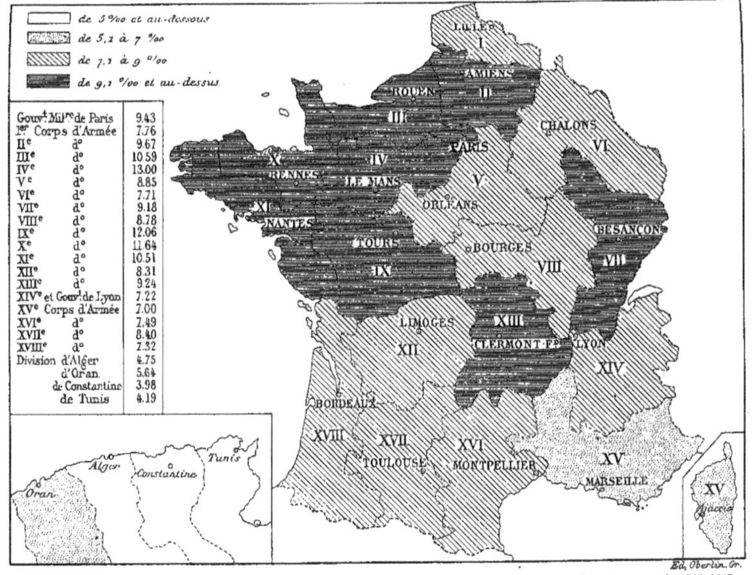

Fig. 4. — Pertes par tuberculose par corps d'armée (Réformes, retraites, décès) durant la période quinquennale 1893-1897. (Statistique médic. de l'armée pendant 1900, p. 144).

tembergeois), ainsi qu'à deux opuscules très documentés qui ont paru dans le cours de l'année 1899. Tous les deux ont pour titre : *La Tuberculose dans l'armée*. L'un, dû au médecin général Scherning, attaché à la Direction du Service de Santé de la Guerre, reproduit une communication faite le 24 mai 1899 au Congrès de Berlin pour la lutte contre la tuberculose (18) ; l'autre déjà cité, est le 14e fascicule d'une publication périodique du Département médical du ministère de la Guerre (voir le n° 2 de la bibliographie).

L'examen de ces divers documents montre que dans l'armée allemande, cette maladie ne se comporte pas autrement que dans la nôtre. Comme chez nous, l'immense majorité des cas de phtisie se manifestent dans la première année du service, et surtout dans les six premiers mois de cette période. L'antériorité fréquente de l'infection à l'incorporation n'y fait de doute pour personne, car la tuberculose latente y a été démontrée expérimentalement, d'une façon émouvante, chez de nombreux conscrits, par les injections de tuberculine qui leur furent pratiquées pendant quelque temps.

Cette révélation porta les médecins de l'armée à chercher l'origine de l'infection ailleurs que dans la caserne. C'est alors que l'étude comparative de la tuberculose des troupes et de celle de la population leur démontra les relations étroites qui unissaient la première à la seconde. Ainsi la répartition régionale et locale de l'endémie dans les deux groupes militaire et civil, leur apprit que celle-ci sévissait surtout dans les corps d'armée stationnés dans les provinces qui en sont le plus éprouvées, et dans les régiments occupant les grands centres à population compacte, où elle fait plus de victimes, toute proportion gardée, que dans les villes secondaires.

D'autre part, les fiches des individus devenus phtisiques au corps du 1er avril 1890 au 31 mars 1898, soit 6924 malades, portent que 29 p. 100, le 1/3, comptaient des tuberculeux dans leurs ascendants ou leurs collatéraux. Si bien que chez nos voisins, la fréquence de la phtisie des soldats est considérée en quelque sorte comme fonction de leur provenance régionale et familiale, et du degré d'endémicité de la maladie dans la population avec laquelle ils sont en contact. Je ne puis résister à la tentation de reproduire quelques passages typiques des documents cités plus haut, pour échapper au soupçon d'en avoir altéré l'esprit ou exagéré la portée.

De même, a dit le médecin général Scherning au Congrès de 1899, que le germe de la fièvre typhoïde est le plus souvent importé dans les casernes ou absorbé hors d'elles, par les hommes buvant de l'eau souillée dans les marches, les exercices ou en permission, ainsi l'observation permet aussi de conclure avec la plus grande certitude, que très souvent la tuberculose est contractée non dans l'intérieur des bâtiments militaires, pendant l'accomplissement du service, mais en dehors d'eux, dans les rapports avec la population, *abstraction faite*, ajoute-t-il, *de ce que la moitié environ des soldats phtisiques est déjà atteinte de tuberculose latente au moment de l'incorporation.*

Dans le n° 14 de la publication officielle du Service de Santé, je lis à la page 52, ces quelques mots qui sont développés ensuite dans les paragraphes suivants : « Le danger de la transmission de la phtisie n'est guère à craindre dans la caserne, *on ne saurait en citer un exemple précis.* Les tuberculeux sont éliminés des rangs au premier soupçon de leur maladie ; et s'il s'en trouve qui restent ignorés, ils sont infiniment peu nombreux, si tant est qu'il y en ait ; ils s'éliminent d'ailleurs d'eux-mêmes par l'impossibilité d'accomplir leur service. Le plus souvent l'imprégnation bacillaire a lieu hors de la caserne, pendant les rapports avec la population civile, dans les cabarets, dans les salles de danse, où le troupier passe ses soirées et les jours fériés. ».

Enfin, voici encore un témoignage, emprunté au dernier rapport sanitaire de l'armée prussienne. Je le reproduis textuellement en langue allemande même, dans la crainte d'en donner une traduction infidèle. Après avoir énuméré les différentes formes de tuberculose observées dans le courant de l'année (1898-1899), la Rédaction continue ainsi :

« Was die ursächlichen Verhältnisse der Lungentuberculose anbetrifft, so geht aus den vorliegenden Berichten hervor, das die Erkrankten fast durchweg den keim der Krankheit beim Eintritt in die militärischen Lebensverhaltnisse mitbrachten. *Nur in ganz vereinzelten Fällen war die Ansteckung wahrscheinlig während der Dienstzeit erfolgt !* »[1]

Il y a conformité absolue entre ces doctrines et celles qu'ont toujours professées les médecins de notre armée. Mais il y a cette différence entre l'Allemagne et la France, que là elles sont pensées, écrites, proclamées et acceptées par tout le monde, tandis qu'ici, elles viennent se heurter contre l'opinion générale, habituée par tradition à voir dans la caserne la source de toutes les infections qui affligent le soldat. Nos voisins sont convaincus qu'il existe une relation étroite entre la tuberculose de l'armée et les conditions sanitaires de la population civile. Mais tandis qu'en France on est persuadé que celle-ci est infectée par celle-là, dans le pays d'Outre-Rhin, les enseignements de l'observation ont à bon droit suggéré une conclusion inverse. On convient sans restriction aucune, que la phtisie renvoyée par la caserne à l'habitant, fait dans l'immense majorité des cas retour à son foyer d'origine ; et que le vrai moyen d'en purger la première, consiste à l'extirper chez le second. Et conséquents avec cette conviction, nos voisins professent — je demande pardon au lecteur de parler encore d'eux, mais il le faut, parce que dans ce qui va suivre, ils s'occupent de nous, — ils professent que la fréquence, les chances d'éclosion de cette maladie dans une armée, ne relèvent pas uniquement des hasards de la contagion, elles sont surtout et avant tout

---

[1] « En ce qui concerne l'étiologie de la tuberculose pulmonaire, il résulte de l'ensemble des rapports que presque tous les malades portaient en eux le germe de la maladie à leur entrée dans la vie militaire. *Ce n'est que dans des faits tout à fait isolés que la contagion a eu vraisemblablement lieu pendant le séjour sous les drapeaux.* » (Sanitäts-Bericht über die Königlich Preussische Armee, das XII u. XIX (Königlich Sächsische) u. das XIII (Königlich Wurtembergische) Armee Korps für den Berichtszeitraum vom 1er oct. 1898, bis 30 sept. 1899 : S-35. — Berlin, 1901.

fonction de la valeur du recrutement. Qu'on ne s'y méprenne pas, ils ne l'entendent pas de la manière que l'on pourrait croire ; ce ne sont pas les procédés du recrutement qu'ils visent, mais les hommes auxquels ils s'appliquent, autrement dit, la valeur physique des appelés.

Et pour appuyer cette proposition sur une assise solide, le médecin général Scherning rappelle qu'à partir de 1894, l'effectif de l'armée prussienne a pu être renforcé de près de 40 000 hommes, sans que la morbidité par phtisie pulmonaire en eût été influencée, elle a même poursuivi son mouvement de décroissance commencé depuis 1892 ; tandis que la France qui, naturellement, s'est crue obligée de suivre l'exemple de l'Allemagne, a vu celle de son armée monter incontinent à un taux qu'elle n'avait jamais atteint. Et le médecin général Scherning n'a pas manqué d'illustrer le texte de sa communication par les deux tracés représentant l'évolution comparative de la tuberculose dans les deux armées française et allemande après cette augmentation de leurs effectifs respectifs (voir le tracé 1), montrant ainsi d'une façon saisissante que dans un pays dont la population s'appauvrit numériquement, les exigences croissantes du recrutement ne peuvent recevoir satisfaction qu'au détriment de la valeur de ses choix, quels que soient d'ailleurs les procédés employés pour effectuer ces derniers. Et notre confrère d'Outre-Rhin de conclure — non sans une pointe de vanité qu'il ne cherche point à dissimuler — que la nation allemande est la seule qui puisse augmenter *considérablement* le chiffre de ses effectifs, sans accroître celui de ses phtisiques ; c'est tristement vrai. Le nombre de ces derniers s'est en effet élevé dans toutes les autres nations, sans oublier la nôtre, avec l'augmentation progressive de leur contingent ; il existe manifestement une relation étroite entre ces deux quantités.

Cette conclusion nous fait toucher à une des causes — elle n'est point la seule, nous l'avons vu plus haut, — de l'accroissement de la tuberculose dans notre armée. Elle

nous laisse entrevoir aussi, ce que nous saisirons encore
mieux plus loin, combien est complexe la pathogénie de
cette affection dans les armées, et combien l'unique notion
de la contagion est insuffisante pour en résoudre toutes les
difficultés.

III. — LA TUBERCULOSE DEVANT LE CONSEIL DE REVISION

L'opinion publique ne s'est point seulement émue du
nombre considérable de phtisiques qui sortent annuellement
de l'armée. Dans le généreux désir de remédier à ce cruel
état de choses, elle s'est ingéniée à en trouver la cause, et à
en indiquer les remèdes.

La cause, elle pense l'avoir découverte dans l'imperfection
du triage devant le conseil de revision, et le remède, dans la
création de sanatoria pour les militaires tuberculeux. Il y a,
dans cette double croyance, une erreur et une illusion. Je
vais essayer de le démontrer. J'aborderai tout d'abord le
terrain du conseil de revision.

Il est d'usage de compter comme autant d'erreurs du conseil, autrement dit du médecin militaire expert, toutes les
réformes prononcées pour tuberculose dans la première
année du service, et il n'est pas rare que cette interprétation
prenne un caractère désobligeant vis-à-vis de ce dernier. Je
n'ai pas en ce moment mission de le défendre, mon but est
de prendre la question de plus haut, telle qu'il faut l'envisager pour la mettre au point.

Si l'on jette les yeux sur nos tables statistiques, et notamment sur le tracé construit avec elles (tracé n° 1), on y voit
que depuis de longues années, depuis que les chiffres nous
renseignent à cet égard, la tuberculose est en progrès constant parmi les jeunes soldats. Ce fait si suggestif, si fertile
en enseignements, voudrait-on l'attribuer à l'insuffisance
croissante des connaissances du médecin expert, ou au relâchement de sa vigilance? La pensée en est venue certaine-

ment à quelques-uns. Un projet de loi déjà ancien, demandant au Parlement la création d'un sanatorium militaire pour tuberculeux, nous invite en effet à : « employer tous les moyens scientifiques d'investigation, et de n'envoyer au régiment que des conscrits dont l'état de santé ne laisse *aucun soupçon* au point de vue de la tuberculose. » L'avis est sage, mais il oublie que la tuberculose s'introduit dans l'armée sous cette forme latente si commune, compatible avec tous les attributs d'une santé et d'un tempérament irréprochables, voire même d'une constitution des plus vigoureuses et sous laquelle elle défie tous les artifices du diagnostic. L'Académie de Médecine serait chargée de prêter son concours au conseil de revision, qu'elle ne serait sans doute pas plus heureuse dans son triage que les modestes experts de l'armée. J'irai même plus loin, et sans prétendre aux effets du paradoxe, j'ajouterai que s'il se rencontrait des médecins assez habiles pour dépister à coup sûr un foyer tuberculeux solitaire, dissimulé dans quelque recoin de l'organisme, il faudrait les écarter soigneusement du conseil de revision, car leur clairvoyance y rendrait impossible le recrutement du contingent, dont près de la moitié est affligé de ces foyers.

Qui ne connaît l'épisode si instructif de la garde royale allemande ? Jaloux de ne laisser entrer dans ce corps que les hommes exempts de toute tare bacillaire, les médecins résolurent de soumettre tous les candidats, la plupart des sujets d'élite, à l'épreuve de la tuberculine. Mais le nombre de ceux qui réagissaient aux injections révélatrices fut tel, qu'on s'empressa de renoncer à ce moyen de sélection. Et pour prendre un témoignage dans la pathologie comparée, qu'on se rappelle que la tuberculose latente est tellement commune chez les bovidés, que si on tentait d'écarter des abattoirs de Paris les bœufs qui en sont atteints, on ruinerait le commerce du bétail en France, et nous ne consommerions guère plus souvent de filet que de fraises en janvier. M. Nocard n'a-t-il pas trouvé un beau ganglion tuberculeux chez un·

bœuf couronné au concours des animaux gras? Ici, d'ailleurs, comme en toute chose, la vérité ne se laisse pas enfermer dans des formules absolues. Les porteurs de tuberculose latente ne sont pas voués irrémédiablement à la phtisie parce qu'ils deviennent militaires. Chez un grand nombre d'eux — il faut tout dire pour montrer au public toutes les faces de cette question, — chez un grand nombre d'eux, la vie au grand air, les exercices d'assouplissement et d'entraînement progressif produisent une influence salutaire, et deviennent des auxiliaires précieux de l'organisme dans sa lutte défensive contre les foyers bacillaires momentanément éteints. De ces jeunes gens affligés de tuberculose latente qui ont réussi à se glisser dans les rangs de l'armée en passant méconnus à travers les mailles du filet de la revision, sont sortis, a écrit M. le médecin inspecteur général Colin, « maints vigoureux soldats, des chefs illustres qui, au cours d'une longue carrière, ont rendu de véritables services au pays » (19). M. Grancher, dont le témoignage dans l'espèce est précieux, dépose dans le même sens. « J'ai vu, affirme-t-il dans son rapport à l'Académie, bien des soldats bénéficier de leur année de service militaire, qui avaient eu une atteinte antérieure et légère de tuberculose ». Ces assertions ne permettent aucun doute devant l'autorité des noms sous lesquels elles s'abritent. Mais l'anatomie pathologique leur donne une confirmation formelle, éclatante, dans la découverte, sur les cadavres d'officiers ou de vieux soldats emportés par des affections étrangères à la tuberculose, de foyers bacillaires très anciens, solidement enkystés, isolés de l'organisme par des barrières fibreuses extrêmement puissantes, rendus vraiment inoffensifs malgré, peut-être à cause des péripéties de la vie militaire. Ce serait donc contraire aux enseignements de la pathologie du soldat si, conformément à la prescription du projet de loi rappelé ci-dessus, le médecin-expert du conseil se voyait dans la nécessité d'éliminer d'emblée, à coup sûr et sans plus ample informé, tout individu porteur de quelque foyer bacillaire dans un ganglion ou dans une poche fibreuse. L'appréciation générale de l'état des forces et de la nutrition est avant tout décisive dans l'espèce. Le tact, le coup d'œil médical, l'expérience clinique sont, en pareille occurrence, des conseillers plus sûrs qu'un texte de loi.

Non, nous pouvons hardiment l'affirmer, la fréquence et la progression croissante de la tuberculose dans la première année du service ne sont point imputables aux procédés en vigueur dans les conseils de révision. Elles tiennent à des causes plus profondes, elles sont inhérentes, comme je l'ai laissé entrevoir plus haut, à la loi même du recrutement, à cette loi de 1872, complétée par celle de 1889, qui, sacrifiant tout autre considération à celle de la valeur numérique des effectifs, a imposé le service militaire à maint sujet incapable d'en remplir les lourds devoirs.

Avant 1873, la proportion des exemptions prononcées pour maladies, infirmités ou faiblesse de constitution s'élevait en moyenne à 320 environ pour 1 000 hommes. Depuis 1873, elle oscille entre 100 et 200. Cette simple comparaison entre ces deux chiffres en dit plus que toutes les dissertations. La vérité qu'elle exprime et l'enseignement qu'elle comporte au point de vue de la pathogénie de la tuberculose se sont manifestés avec la clarté de l'évidence en 1894, lorsque poussé par la nécessité d'augmenter notre effectif d'une trentaine de mille hommes, le ministre de la Guerre édicta des prescriptions destinées à trouver cet excédent dans la classe à peine suffisante pour fournir le contingent normal. Les funestes effets de cette mesure ne tardèrent pas à se faire sentir ; de 1894 à 1895 la morbidité par tuberculose sauta brusquement de 5 à 7 p. 1000 (tracé 1), et la légère amélioration que lui imprimèrent dans ces dernières années les tempéraments apportés à l'exécution des sus-dites prescriptions, donnent la contre-épreuve de la réalité de la fâcheuse influence que nous leur attribuons. Il faut qu'on le dise et qu'on le répète sans cesse, la morbidité de l'armée est dominée par ce grand fait : que sous l'empire de la législation fondée après la guerre, sous l'empire des nécessités nouvelles créées par celle-ci, la dette de la conscription est devenue plus lourde, le contingent actuel s'est accru peu à peu dans des proportions inconnues jusqu'alors, et peu compatibles avec les ressources en hommes valides d'une population qui est restée stationnaire et qui à l'heure actuelle va même en diminuant. Cette grave situation est cause — il n'en peut être autrement, — que la sélection du recrutement est devenue moins sévère au grand préjudice de la force de résistance de notre armée.

C'est dans cette direction qu'il faut chercher la raison des progrès incessants accomplis par la tuberculose dans notre armée au cours de ces vingt dernières années. Ces multiples et troublants côtés de la question échappent aux médecins, aux écrivains qui se cantonnent dans les formules étiologiques consacrées par la doctrine. Nous ne craignons pas d'avancer qu'on se trompe, hélas ! si l'on compte améliorer le contingent par le remaniement du service de la revision. Ce sont nos mœurs, notre état social qu'il faudrait réformer, dans le sens de la suppression des causes de la dépopulation et de la dégénérescence de la race.

Qu'on me permette de m'arrêter un instant sur la mission du médecin militaire devant le conseil de revision. Aussi bien a-t-elle été dans ces dernières années, et précisément à l'occasion de la tuberculose, l'objet de maintes critiques fondées souvent sur des idées fausses, inspirées quelquefois par une injuste méfiance. Certain projet de loi, déposé naguère sur le bureau du Parlement, ne tendait à rien moins qu'à lui adjoindre ou même à lui substituer le médecin civil.

Sans doute, le médecin d'armée n'est pas infaillible. Exiger de lui une expertise irréprochable, équivaudrait à reconnaître que peu de médecins seraient dignes de le suppléer. Il commet assurément des erreurs ; mais il y a erreurs et erreurs. Et celles qui lui sont généralement imputées à fautes, c'est-à-dire les 10 ou 12 000 réformes qui s'imposent chaque année après l'incorporation du contingent, doivent être pesées plutôt que comptées. Je m'y emploierai tout à l'heure.

J'examinerai tout d'abord les critiques qui sont d'ordinaire adressées aux procédés du médecin expert. La hâte avec laquelle sont menées les opérations du conseil de revision dans certaines grandes villes, notamment à Paris, en raison du grand nombre de sujets à examiner, a été l'objet de vives récriminations. J'avoue qu'elles sont fondées ; mais il ne faut rien exagérer. Aller vite ce n'est pas nécessairement aller avec une funeste précipitation.

On a fait valoir que les médecins militaires de Paris ne disposent guère de plus d'une minute pour examiner un homme. L'argument est spécieux ; il ne fait impression que sur les personnes qui ne tiennent compte ni de l'expérience ni de la tactique du médecin expert.

Celui-ci, en homme rompu à son métier, a l'habitude de dévisager les jeunes soldats : il donne quelques secondes à ceux qui sont incontestablement bons ou mauvais, son coup d'œil exercé ne le trompe guère à cet égard, et il reporte le temps économisé sur le douteux qui l'arrête parfois cinq minutes et davantage. Au reste, nos critiques paraissent généralement mal renseignés sur le fonctionnement du conseil de revision de Paris. Il est assisté de trois médecins dont un seul opère devant le conseil même ; il s'applique uniquement à apprécier les infirmités les plus apparentes, et réserve pour un examen ultérieur celles qui exigent des explorations spéciales et délicates. Celles-ci sont pratiquées par les deux autres experts, loin du tumulte et de l'agitation de la grande salle, dans un local particulier où le poumon, le cœur, le fond de l'œil et de l'oreille sont scrutés au moyen d'instruments appropriés, et dans le calme et le silence indispensables à ces opérations.

Ces trois médecins se relaient toutes les heures, à leur grand avantage et à celui de leur œuvre, car l'expert qui est actionné devant le conseil dépense plus d'efforts physiques et de tension intellectuelle que ceux qui opèrent à leur guise et à leur aise dans le cabinet particulier. Ces derniers jouissent d'un repos relatif qui les remet des fatigues de l'heure précédente, et les prépare à résister à celles qui vont s'ensuivre. Sans doute, la lassitude se fait sentir tôt ou tard ; mais elle n'est pas comparable à celle qui accable le chirurgien militaire pendant les heures de sanglante activité qui suit les grands combats ; et sans même aller jusque sur le champ de bataille, nous pouvons dire qu'elle n'est guère supérieure à celle qui résulte de la direction et de la responsabilité d'un service de 150 malades atteints d'affections aiguës, grippes, fièvres typhoïdes, fièvres éruptives, dont chaque cas, en raison des complications à craindre exige une investigation complète et attentive. Examiner 300 à 400 conscrits dans une matinée ne me paraît guère plus pénible que de passer la visite à 100 fiévreux, poser le diagnostic de 10 ou 15 entrants, formuler, prescrire, prévoir, régler enfin tous les détails d'un service de cette importance. Nous sommes médecins d'armée, et à ce titre accoutumés aux grands efforts. Nos forces physiques et intellectuelles sont habituées à ces tensions excessives et soutenues. Au reste, si deux ou trois médecins ne suffisent pas, il n'y à qu'à en multiplier le nombre au gré des nécessités ou morceler les opérations. Nous applaudirons de tout cœur à ces réformes.

Dans un ordre d'idées plus général, on a reproché au système actuel de « laisser à un seul homme de l'art le soin et la responsabilité d'admettre ou de réformer les conscrits. » Il est certain que le jugement du conseil est ou plutôt paraît unique et définitif. En Allemagne, en Autriche, et je crois aussi en Italie, la constatation de l'aptitude des recrues au service militaire comporte un double examen ou un examen à deux degrés, avec faculté d'appel.

Mais à voir les choses de près, on reconnaîtra qu'au fond, elles ne se passent pas autrement chez nous. Le conseil de revision ne constitue, somme toute, qu'un premier triage par lequel on élimine les jeunes gens affligés des défectuosités les plus apparentes, c'est un filtre dégrossisseur.

A cette sélection initiale en succède deux autres, deux nouveaux examens très judicieusement échelonnés qui corrigent et complètent le premier. Le second examen, la visite du départ est sans doute encore sommaire, mais il continue l'épuration, il accomplit une nouvelle sélection. A la vérité, il est facultatif et sert surtout à éliminer ceux des jeunes gens chez lesquels, durant les mois écoulés entre les opérations du conseil de revision et le départ pour le régiment, se sont réveillées des maladies latentes ou développées des affections nouvelles. Le troisième triage, par contre, constitue une épreuve des plus sérieuses et des plus minutieuses. C'est l'examen individuel d'incorporation que font passer aux recrues, durant les premiers jours de leur présence sous les drapeaux, les médecins du corps de troupe. Les résultats de cette opération, complétés par une foule de détails des plus circonstanciés, sont consignés avec grand soin sur le registre d'incorporation et utilisés en vue d'une quatrième sélection, celle-là des plus larges et des plus réfléchies. Les suspects, en effet, deviennent l'objet d'une observation constante. Ils sont envoyés et renvoyés à l'hôpital, soumis à des examens réitérés, scrutés dans tous les organes, tous les appareils par les procédés d'exploration les plus perfectionnés.

C'est ici que les suspects de tuberculose subissent les épreuves diverses de l'examen des crachats, de la radioscopie, du séro-diagnostic, des mensurations thoraciques aux différents temps de la respiration, et en Allemagne des injections de tuberculine. C'est une véritable étude clinique qui aboutit, en fin de compte, à une succession de nombreuses réformes par lesquelles sont éliminés, dans les six premiers mois qui suivent l'incorporation, tous ceux qui sont impropres au métier, voire même tous ceux dont l'état de santé donne seulement quelques craintes. Des prescriptions ministérielles spéciales ordonnent d'ailleurs d'apporter la plus grande libéralité dans ce triage, et par le fait, la loi sur la réforme temporaire, en vigueur depuis trois ans, permet de l'effectuer dans la plus large mesure.

En vérité, l'épuration du contingent se fait successivement, en plusieurs temps, par des experts divers, et la dernière de ces étapes est la plus sérieuse, la plus réfléchie et la plus fructueuse, parce que le médecin peut en prolonger la durée et varier les moyens au gré des nécessités. Elle est le complément *indispensable* de la séance de revision ; aucune consultation ne saurait en tenir lieu.

On a présenté au public comme des erreurs du conseil toutes les éliminations prononcées pendant cette période. Mais l'erreur est dans une pareille interprétation. Qu'est-ce donc, si ce n'est la prolongation des actes du conseil que la visite d'incorporation et surtout les examens réitérés qui lui font suite? Le sujet douteux n'est virtuellement soldat qu'après avoir subi ces épreuves décisives.

On a bientôt fait de compter les éliminations prononcées dans les premiers mois de séjour sous les drapeaux et de les imputer à erreur à qui de droit. Il serait plus juste d'en peser les motifs : *perpendendi, non numerandi*. A voir les choses superficiellement, on peut se laisser aller à croire que les maladies qui les déterminent ont échappé à la clairvoyance de l'expert, qu'elles trahissent de l'insuffisance dans ses connaissances ou de la précipitation dans ses actes. Le médecin du conseil n'est assurément pas infaillible, il serait ridicule d'en émettre la prétention. Mais dans le nombre des 12 000 ou 15 000 réformes qui sont prononcées chaque année après l'incorporation, les véritables erreurs, c'est-à-dire celles qui seraient dues à son impéritie ou à la hâte de ses opérations, ne constituent que l'infime minorité. Les maladies qui motivent ces exemptions tardives n'existent qu'à l'état de germes au moment de la revision. Elles se réduisent à des prédispositions morbides du système nerveux local ou général, à des lésions pathologiques latentes, silencieuses, sans retentissement fonctionnel, profondément situées, matériellement inaccessibles à nos moyens d'examen

les plus perfectionnés et les plus habilement exploités. Ici,
c'est un cœur irritable qui se trouble, *palpite* tumultueuse-
ment et douloureusement sous la stimulation de grands efforts,
plus loin ce sont des foyers discrets de myocardite ancienne,
reliquat d'une maladie infectieuse, d'une fièvre typhoïde subie
dans un passé plus ou moins lointain, qui amoindrissent la
résistance du cœur et le placent en état d'imminence morbide ; ailleurs, et c'est le cas le plus ordinaire, ce sont des
ganglions lymphatiques dégénérés, profondément dissimulés dans le hile du poumon et du foie, qui furent impliqués
naguère dans une poussée tuberculeuse infantile ; foyers
bacillaires assoupis, mais non pas éteints, car leur retour à
l'activité pathogène est précisément la cause de plus des
deux tiers des réformes prononcées après l'incorporation.

Or, ces tares morbides, aussi insaisissables par leur exiguité et la profondeur de leur situation qu'effacées au point
de vue de leur influence sur les fonctions, se dérobent à
l'intuition clinique la plus pénétrante. La loi appellerait
devant le conseil de revision les princes de la science, que
ceux-ci seraient aussi incapables de les déceler que le modeste
médecin militaire à qui cette impuissance est si injustement
imputée à faute. Mais si elles restent habituellement silencieuses et compatibles avec les obligations de la vie normale,
elles cessent trop souvent d'être inoffensives après l'incorporation. Elles se démasquent aux premiers essais de la vie
militaire. Les dures nécessités de celle-ci les réveillent de
leur sommeil, les réchauffent et leur donnent l'impulsion
morbide. Elles sont comme autant de réactifs, éminemment
propres à les mettre en évidence, et à les dénoncer, claire-
ment cette fois, à l'observation clinique. *Le véritable crité-
rium de l'aptitude au service de guerre ne se trouve en
dernière analyse que dans l'essai de ce service.* Les bronchites grippales que suscite l'exposition prolongée au froid,
pendant la période d'instruction, sont des coups de fouet
pour les germes endormis de la tuberculose. Les premières
marches d'entraînement ne tardent pas à devenir des stimu-

lants funestes qui réveillent les susceptibilités morbides latentes du muscle cardiaque. Or, ces phlegmasies de l'appareil respiratoire qui aboutissent ou menacent d'aboutir à la phtisie, ces palpitations du cœur qui dégénèrent en hypertrophies dites essentielles ou de croissance, sont les motifs les plus ordinaires du renvoi dans les six premiers mois de séjour sous les drapeaux, c'est ce que l'on dénonce comme des erreurs du conseil de revision : ces erreurs ne nous accusent pas. Loin de là, nous les revendiquons comme des témoignages en notre faveur ; nous les revendiquons comme des preuves de la sollicitude, de la vigilance, de la rigueur avec lesquelles se recrute et s'épure successivement le contingent pendant les premiers mois du séjour sous les drapeaux.

IV. — LE SANATORIUM TUBERCULEUX DANS L'ARMÉE

Quelle que soit son origine, la tuberculose impose au service de santé de l'armée, comme à la société tout entière, le devoir impérieux de la combattre à outrance, de l'attaquer par tous les moyens dont il dispose dans le présent ou qu'il pourra acquérir dans l'avenir, de faire enfin flèche de tout bois contre elle. Le traitement des tuberculeux et la nécessité de leur isolement ont soulevé dans ces derniers temps dans les milieux militaires comme dans les populations l'importante question des sanatoria. Des esprits généreux ont émis le vœu que l'armée fût dotée de ces établissements et qu'elle le fût dans une mesure assez large pour que tous les tuberculeux sans exception puissent y trouver un abri, y être traités jusqu'à extinction de la maladie ou du malade, ce qui équivaut à la suppression de la réforme n° 2 appliquée jusqu'à présent à ceux d'entre eux dont l'affection ne pouvait être rattachée aux fatigues du service.

Ce sujet nous transporte en plein dans l'inconnu. Le sanatorium en est encore à sa période d'essais et de timides essais. Sans doute, on a fondé sur lui les plus grandes espérances. Des savants, des philanthropes, après avoir montré aux masses le péril de la phtisie, leur ont laissé entrevoir dans cette institution le moyen souverain pour la guérir ou en arrêter l'extension. C'est en Allemagne surtout que ces idées ont fait leur chemin. Couvrir le pays de *tuberculoseries*, c'est assurer pour certains enthousiastes la disparition prochaine de la terrible maladie. Si ce n'est pas une généreuse illusion, c'est au moins une exagération. Avant d'édifier des sanatoria dans l'armée, il faudrait s'entendre sur leur utilité, leur portée réelle. Cette question divise toujours les médecins. La valeur de ces établissements est l'objet des plus vives controverses dans les publications périodiques, dans les sociétés savantes, et jusqu'à la tribune académique. Tandis que les uns, — les plus nombreux à la vérité, — en proclament sans réserve les bienfaits, d'autres les repoussent non sans motiver longuement leur fin de non-recevoir. M. Brunon de Rouen, MM. Lemoine et Carrière de Lille, M. Lalesque de Bordeaux, comptent parmi leurs adversaires décidés. Ce dernier, notamment, leur conteste le pouvoir d'arrêter l'évolution de la phtisie chez l'individu et sa dissémination dans la société ; et il se déclare partisan de la cure libre. La vérité, comme toujours, est vraisemblablement entre ces deux extrêmes.

Nous ne croyons pas qu'il faille attribuer aux établissement fermés le monopole du traitement de la phtisie, mais on ne peut ne pas reconnaître que, convenablement située et bien organisés, ils présentent un ensemble de conditions très favorables à ce but, et qu'il est difficile de réaliser ailleurs. Mais malgré tout, les divergences d'opinion qui se sont produites au sujet de leur utilité, considérée surtout au point de vue de la préservation sociale, ne sont pas faites pour favoriser leur essor. Car l'État et l'Assistance publique consentiront difficilement aux sacrifices énormes qu'ils exigent, s'il leur reste des doutes sur leur valeur curative et prophylactique. Peut-être le Parlement sera-t-il mis dans

cet embarras quand on lui réclamera des sacrifices en vue
de sanatorier les militaires tuberculeux, et qu'il demandera,
avant de se mettre d'accord avec l'auteur d'une pareille proposition, que d'abord les médecins se mettent d'accord
entre eux. Mais, admettons que la question de principe soit
résolue. Comment en ira-t-il de sa réalisation ? C'est ici que
les difficultés se dressent, à peu près insurmontables. Qu'on
en juge.

Quatre à cinq mille tuberculeux sont réformés chaque
année. Le législateur demande qu'ils soient tous traités
dans les établissements à créer, et qu'ils ne soient rendus à
leur famille, à la vie civile, qu'après guérison. A-t-on bien
pesé la portée de cette proposition ? Certes, la tuberculose sous
toutes ses formes est curable. Son étude projette quelques
rayons d'espoir dans les sombres pronostics d'antan ; elle est
réconfortante de toute façon, car cette maladie si cruelle est
cependant celle qui nous montre de la manière la plus saisissante les merveilleux et puissants moyens dont dispose
l'organisme dans ses procédés curateurs en général. Quand
on voit chez des sujets emportés par les progrès de l'âge,
des foyers bacillaires anciens et solidement enkystés, des
cavernes rétrécies, taries et perdues au milieu de vastes
masses fibreuses, on ne peut douter de la curabilité de la
phtisie ni, à un point de vue plus élevé, plus général, de la
valeur des moyens de défense de l'organisme, de la puissance
de la réaction vitale contre l'infection, en un mot du rôle de
la nature médicatrice, dont la conception est une des plus
belles du génie hippocratique.

Mais on envisage la guérison de la phtisie, comme s'il
s'agissait d'une fièvre palustre. Il faut bien en rabattre. En
cette matière, notre génération a trop vite passé du pessi-
misme absolu à l'optimisme excessif. Les statistiques les
plus favorables des sanatoria portent 30 p. 100 de guérison,
c'est-à-dire à peine le tiers. Les autres malades, le plus
grand nombre, demeureront donc à notre charge ; ils fini-
ront leur carrière au sanatorium ; ils y végéteront deux ans,

trois ans, durée moyenne de la phtisie, vraisemblablement
davantage, les soins dont ils sont l'objet ayant pour effet
de prolonger leur existence. Et ceux qui guérissent, combien de temps resteront-ils en traitement ? Le temps
nécessaire, répond Brehmer ; trois mois, ajoutent, pour
préciser, les optimistes ; c'est trop beau, dirons-nous à notre
tour. La guérison du tuberculeux, même s'il est fortuné et
docile, même au sanatorium luxueux des riches, est toujours
très longue, très difficile, ainsi s'exprime le professeur
Grancher. Nous ajouterons qu'elle est non seulement longue
et difficile, mais onéreuse. L'air sans doute ne coûte rien ;
mais les six repas de choix quotidiens ne tombent pas comme
lui du ciel. Et ce n'est pas tout ; la majorité des malades
portés guéris, écrit M. Lalesque, après un premier séjour
reviennent, bien qu'on ait tenté de fixer la guérison par un
changement d'habitat, de milieu social, de profession,
reviennent, dis-je, pendant deux ou trois hivers consécutifs,
faire des cures d'affermissement de quatre, cinq, six mois, ou
plus souvent encore pour combattre les récidives, car la
tuberculose procède par poussées, elle est une maladie à
rechutes au premier chef. Que s'il en est ainsi des riches,
que faudra-t-il attendre de nos soldats appelés, après la pré-
tendue guérison, à subsister de leur travail, qui n'ont pas
les moyens de soumettre leur régime de vivre aux exigences
climatiques, professionnelles et diététiques d'une santé plus
que fragile ? Libérés du traitement avec la rubrique : guéris
ou en voie de guérison, ils iront se replonger dans le milieu
où ils ont pris le germe de leur maladie, où les guette la
rechute qui les ramènera au sanatorium pour y chercher
une amélioration nouvelle, mais de plus en plus précaire, et
ainsi de suite jusqu'à la mort. Ils reviendront à nous, parce
qu'appuyés sur le sentiment général, ils feront toujours
remonter l'infection à la caserne, et ensuite parce qu'ils ne
sauront aller ailleurs. Ni l'État, ni l'Assistance publique ne
peuvent leur offrir un autre refuge. Donc, ce ne sont pas
seulement les 5000 réformés de l'année que nous aurions à

traiter, ce sont les non guéris de l'année précédente, ce sont les incurables et les récidivistes de toutes les années antérieures. Combien seront-ils en tout ? Dix mille, quinze mille, vingt mille ? On ne sait, ils seront dans tous les cas légion. Combien coûteront-ils ? On ne peut guère le dire davantage. Mais voici quelques chiffres qui sont de nature à faire réfléchir. Le sanatorium d'Angicourt, de l'Assistance publique, a coûté 2 millions pour 165 lits. Il est vrai que c'est une débauche architecturale. Le sanatorium d'Hauteville, de l'œuvre lyonnaise des tuberculeux indigents, a coûté 1.200.000 francs. Il contient 110 lits. L'œuvre des tuberculeux de l'Ain, actuellement en création coûtera au moins 600.000 francs, y compris les services généraux, pour 150 malades. Mais, construire des abris pour ces derniers, ce n'est pas tout, il faut assurer leur existence. C'est ici que se dressent des chiffres fantastiques. On a calculé que l'isolement, dans des établissements spéciaux, de tous les tuberculeux de France, coûterait annuellement un peu plus de 875 millions. A l'œuvre des sanatoria populaires parisiens, chaque malade indigent sanatorié revient au bas mot à 1000 francs par an. D'après les chiffres fournis par l'Office impérial de Berlin, le prix de revient quotidien du séjour d'un tuberculeux dans un sanatorium populaire est de 4 fr. 40, soit 1600 francs environ par an. Ce qui, avec nos 10000 ex-militaires constamment en traitement — ce chiffre est un minimum — exigerait l'inscription annuelle au budget d'une somme de 16 000 000 à leur intention, sans compter la dépense première, les frais de construction et d'aménagement des établissements à créer ; car ce n'est pas un sanatorium, mais plusieurs, un par corps d'armée, qu'il faudrait élever. Le budget normal des hôpitaux militaires, qui est de 8 500 000 environ, devra donc être porté au bas mot à 25 millions par an.

Ces chiffres n'ont qu'une valeur approximative ; mais, tels qu'ils sont, ils apparaissent effrayants ; ils donnent une idée suffisante des charges écrasantes qu'un projet de loi conçu d'après les vues larges exprimées plus haut, ferait peser sur le budget de la guerre. Et cela, sans profit pour la défense nationale, car le tuberculeux même guéri est impropre au service militaire. Devient-il donc nécessaire de rappeler que l'armée est faite pour la guerre, que toutes ses forces et toutes ses ressources doivent converger vers ce but? C'est pour la débarrasser de ces impedimenta vivants que le législateur — d'autrefois — a mis entre les mains du commandement les moyens d'exclusion qui s'appellent : la *Réforme* et la *Retraite*. Retenir parmi nous tous les tuberculeux, qui représentent près de la moitié de ces déchets, c'est faire échec à cette sage prévoyance, c'est créer dans l'armée des établissements de prophylaxie sociale, c'est drainer vers elle tous les douteux, tous les suspects, que les familles, les municipalités pauvres s'efforceront d'y faire entrer, avec l'empressement qu'elles déployaient naguère pour les en tenir écartés. Le courant des candidats à la tuberculose se porterait d'autant plus vers l'armée, qu'il se passera bien du temps encore avant que l'État ou l'Assistance publique n'élèvent des asiles aux phtisiques pauvres. Jusqu'aujourd'hui les pouvoirs publics n'ont rien fait pour eux en France. Les rares œuvres de ce genre créées en leur faveur sont dues à l'initiative privée. En Allemagne, les sanatoria ont pu s'édifier, — et encore combien peu nombreux — et ils assurent leur existence grâce au concours, rendu obligatoire par la loi, des caisses de secours, des caisses d'assurances mutuelles contre l'invalidité et la maladie. Effort gigantesque, presque surhumain, dit M. Letulle, d'une réalisation impossible sans l'intervention de lois nouvelles qui seront d'autant plus lentes à venir, qu'il faudra y préparer préalablement l'esprit des masses.

Encore une fois, retenir tous les tuberculeux dans les sanatoria militaires, serait faire dévier les ressources du budget de la guerre de leur objectif naturel, c'est-à-dire l'accroissement ou au moins le maintien de la puissance militaire de la France. Ce serait faire de l'armée une succursale de l'Assistance publique; une pareille organisation est sans exemple dans les autres nations européennes, et elle n'aurait certainement pas d'imitateurs.

A voir les choses à fond, le sanatorium veut être non seulement un lieu de cure hygiéno-diététique, mais aussi, et avant tout, un moyen d'isolement des phtisiques, de préservation des collectivités. Son but essentiel est la prophylaxie. C'est pour préserver les civils du contact des militaires tuberculeux, que certains législateurs réclament surtout des établissements fermés en faveur de ces derniers. Nous avons la conviction, et ce sentiment nous place en bonne et nombreuse compagnie, que la croisade telle qu'elle tend à s'organiser contre la lèpre moderne, n'aura pas tous les résultats qu'on s'en promet, parce qu'elle s'occupe trop de la graine et pas assez du terrain. L'Angleterre nous envoie des enseignements très suggestifs à cet égard.

La tuberculose y a baissé de plus de 40 p. 100, c'est-à-dire de près de la moitié depuis 1851 ; si bien qu'elle n'y tue plus que 13 habitants sur 10000 actuellement, tandis qu'elle en enlève 30 en France. Sous quelles influences se sont produits ces heureux changements ? Ils sont survenus, écrit au doyen de la Faculté de Médecine de Paris l'éminent hygiéniste anglais Thorne-Thorne, à la faveur de la suppression des ruelles étroites, courettes et culs-de-sac, de la démolition des habitations humides, du drainage du soussol, de l'aération des usines et des manufactures, enfin de l'amélioration du bien-être des classes laborieuses par le système des sociétés coopératives. Et le médecin anglais d'ajouter, non sans à-propos : « On n'a fait que fort peu de choses pour la désinfection des crachats, en dehors des hôpitaux. Notre travail s'est borné à l'application des principes d'hygiène journalière. »

Retenons cette leçon ; elle porte en elle des indications précieuses. Elle démontre une fois de plus la contingence du rôle de la contagion. Celle-ci n'entre vraiment en action que lorsque son lit est préparé par le concours de divers facteurs qui sont susceptibles de porter atteinte à la vigueur physique de l'homme. Elle a pour complice indispensable la misère physiologique congénitale ou acquise, en d'autres termes la déchéance organique créée soit par l'hérédité, soit par la maladie, les privations et les vices. Ainsi comprise, la tuberculose devient la fille du paupérisme, et de son cousin germain l'alcoolisme. Elle se boit comme la fièvre typhoïde, non pas à la borne fontaine, mais sur le comptoir de zinc. L'alcoolisme, écrit Landouzy, est le grand pourvoyeur de la phtisie ; il est le plus puissant auxiliaire de la contagion. On ne saurait mieux dire.

Il semble donc, d'après tous ces renseignements, qu'en Allemagne, on lutte contre la phtisie par le sanatorium, en Angleterre par l'hygiène générale. L'épisode des sapeurs-pompiers de la Ville de Paris nous a appris ce dont celle-ci est capable. Nous ignorons encore ce que nous pouvons attendre de celui-là. Il y a trois ans, la prophylaxie ne voyait le salut que dans l'isolement et l'internement du phtisique. Aujourd'hui son orientation change manifestement ; l'indécision, pour ne pas dire le scepticisme, a succédé aux enthousiasmes de la première heure. On vise à opposer à la tuberculose le logement salubre, l'assainissement des quartiers étroits et populeux, le restaurant économique, l'essor des sociétés coopératives, la suppression de l'alcoolisme, en un mot l'amélioration physique et morale des masses. L'agitation créée autour de ces importantes réformes sociales va en grandissant, le crédit du sanatorium est resté stationnaire, l'exemple des Anglais est devenu plus contagieux que celui des Allemands. Vraiment, le moment de réclamer à l'État des sacrifices énormes pour édifier des institutions dont l'expérience est encore à faire, ne serait pas heureusement choisi. *Que l'on affecte seulement le tiers des millions qu'elles absorberont, à l'amélioration des casernes et au régime du soldat, et l'on éteindra peut-être, on diminuera à coup sûr dans l'avenir la phtisie dans l'armée, ce qui vaut mieux encore que de la guérir.*

J'abandonne ces considérations sur le sanatorium en général pour serrer dè plus près la question du sanatorium militaire. Elle nous amène à répartir nos clients tuberculeux en deux catégories : les hommes qui sont sous les drapeaux pour satisfaire à la loi militaire, et les soldats de profession : officiers, sous-officiers, gendarmes, gardes de Paris et rengagés.

La solution de la question de droit est très simple à l'égard des individus de ce dernier groupe, pour qui le service militaire est une carrière. Devenus tuberculeux après plusieurs années passées sous les drapeaux, et ne pouvant subvenir aux frais d'un traitement particulièrement onéreux, ils ont incontestablement droit à l'assistance de l'État. C'est pour celui-ci une obligation sacrée que de ne pas les abandonner à leur triste sort.

Il n'en va pas de même, ou du moins le problème n'est pas si aisé à résoudre pour les sujets de la première catégorie. Il est utile, dans les observations qu'ils me suggèrent, de séparer, à l'exemple de la statistique, les soldats de moins de un an de service, de leurs camarades plus anciens.

Les jeunes soldats tiennent en effet le premier rang dans la morbidité par tuberculose. Ils représentent 60 à 70 p. 100 environ de la totalité des phtisiques de l'armée ; ils en constituent la majorité. C'est ce groupe qui compte le plus d'éliminations par réforme n° 2, au titre de la tuberculose, et cette réforme est prononcée généralement dans les six ou huit mois qui suivent l'incorporation. Garder ces hommes sous les drapeaux, les retenir jusqu'à extinction de leur maladie ou d'eux-mêmes dans des établissements militaires spéciaux, ce serait faire peser sur l'État une charge écrasante, ce serait imposer au département de la guerre de faire œuvre d'assistance publique au lieu de faire œuvre de défense nationale, et lui imputer en somme une responsabilité qui, dans mon âme et conscience, ne lui incombe pas. Il s'agit, dans l'espèce, comme nous le savons tous, d'affections dont le germe a été importé à la caserne par le sujet qui en est atteint. Dans toutes les armées européennes, elles sont considérées comme dues au réveil de foyers bacillaires anciens, dont sont affligés tant de jeunes soldats, 2 sur 5 au moins, au moment de leur incorporation. Elles se manifestent dès leur entrée dans leur nouvelle carrière ou un peu plus tard, mais à coup sûr elles ne sont pas ensemencées à la caserne. On fait valoir qu'après tout elles se développent sous l'empire des conditions de la vie militaire, et que par conséquent elles leur sont en dernier ressort imputables : la famille, opine-t-on, envoie à la caserne un homme valide et bien portant, et la caserne lui rend un sujet taré, l'État doit une indemnité. Ce raisonnement est spécieux, il ne saurait résister à l'examen impartial de la situation. Indépendamment des considérations développées plus haut au sujet des conseils de revision, il faut reconnaître que la plupart des individus en cause sont réformés pour tuberculose dans la première année, et surtout dans les six ou huit premiers mois qui suivent l'incorporation, période qui est la plus chargée de déchets au titre de cette maladie, comme le montrent les tableaux établis par nos jeunes camarades Arnaud et Lafeuille (20). Ils arrivent au corps, sont reconnus d'une valeur physique douteuse aux premiers essais des obligations de leur nouvelle existence, le médecin les envoie à l'hôpital où ils passent un, deux et quelquefois trois mois, jusqu'au moment où il est établi qu'ils sont en imminence ou en puissance de tuberculose. Ils sont renvoyés dès lors dans leur famille, n'ayant guère connu des vicissitudes de la vie militaire que l'hôpital, avec le repos et le régime substantiel que comportait leur état. Ils reviennent à leurs foyers, ni plus ni moins tarés qu'ils n'en étaient partis, après une période non pas de service militaire, mais d'observation médicale, qui n'est que le complément et le complément le plus fructueux, j'allais presque dire indispensable, de l'examen pratiqué au conseil de revision.

Car il y a des affections latentes, notamment du poumon et du cœur, qui ne se démasquent qu'aux premières épreuves et à la première initiation aux travaux de l'homme de guerre, ainsi que je l'ai établi plus haut. Le plus souvent, d'ailleurs, la phtisie dans ces cas est soupçonnée plutôt que manifestée, si bien que l'on hésite parfois à prononcer le mot propre, et que la réforme est appliquée sous le vocable banal de faiblesse de constitution. La scrofule et la pleurésie figurent également parmi les motifs d'élimination. Nous sommes loin des tuberculoses ouvertes. Ces sujets ne sont pas dangereux pour le foyer domestique, du moins ils ne le sont guère plus qu'avant leur départ. Et le nombre en est considérable. Tous ceux qui sont éliminés en novembre, décembre et janvier — ce sont les trois mois qui de beaucoup comptent le plus de réformés —, n'ont fait que passer par la caserne pour entrer à l'infirmerie ou à l'hôpital.

Quant aux soldats de la deuxième ou de la troisième année de service, la tuberculose ne les épargne pas, mais ils lui paient un tribut bien moins lourd que les jeunes, ils font minorité parmi les réformés n° 2 pour cette affection. Pour la plupart d'entre eux, la préinfection n'est pas moins sûre que chez leurs camarades de la première année, mais on peut du moins faire valoir en leur faveur qu'ils sont tombés malades après avoir subi en totalité ou en partie les fatigues de l'instruction et les efforts de l'entraînement. Les premiers indices de la tuberculose pulmonaire se sont manifestés pendant ou après ces épreuves, avec ou sans maladie infectieuse provocatrice. Il est certain que la vie militaire n'est pas restée étrangère à l'éclosion de l'affection bacillaire. Mais, n'est-il pas dans la vie civile mainte profession capable de susciter les mêmes effets? Que de phtisies qui se développent dans les ateliers, les usines, les collectivités ouvrières, sans jamais soulever la question des responsabilités? Qu'un homme devienne phtisique dans la deuxième ou la troisième année de son séjour sous les drapeaux, au cours ou à la suite de l'accomplissement d'un service de guerre extraordinaire, d'une expédition lointaine ou de circonstances équivalentes dûment constatées, il sera certes, comme il en est d'ailleurs toujours en pareil cas, appelé à bénéficier d'une rémunération de la part de l'État. Mais attribuer ces droits à un sujet chez qui se réveille, dans cette période, un état morbide latent jusqu'alors, incriminer à cette occasion les circonstances d'un service très ordinaire, commun à tous, dont les fatigues ne dépassent pas celles de la plupart des professions ouvrières, service qui est sans préjudice et le plus souvent salutaire pour les compagnons d'armes de l'intéressé, n'est-ce point imputer à l'État des responsabilités excessives et abusives, rendre l'instruction impossible par la crainte des tuberculeux qu'elle fera sortir annuellement des rangs avant même qu'elle ne soit terminée? Enfin, dans un ordre d'idées purement moral, n'est-ce point sanctionner légalement l'opinion déjà trop accréditée dans le public, que le moindre dommage subi au service de la patrie mérite d'être largement payé, que l'État vous doit tout, et que nous ne lui devons rien?

Je viens d'opposer des considérations médicales, médico-légales et économiques au projet de mettre à la charge de la guerre la totalité des tuberculeux de l'armée. Mais je n'ai pas épuisé toutes les objections que j'ai à faire valoir contre lui. Il en est une, et elle est capitale, qui échappe forcément à la clairvoyance du législateur, parce que pour s'y arrêter, il faut connaître l'état d'âme du soldat.

Si le Parlement était disposé à voter, et surtout assez heureux pour trouver les sommes nécessaires à l'édification des 15 ou 20 sanatoria indispensables au traitement de tous nos tuberculeux, nous le verrions avec inquiétude s'engager à fond dans cette généreuse entreprise. Et voici pourquoi. Il n'y a que le médecin militaire pour savoir, avec quelle fiévreuse impatience l'homme, dont le renvoi dans ses foyers pour infirmités est décidé, attend le moment de sa libération. Nous avons beau lui représenter, après le prononcé de la réforme, que la consolidation de sa guérison ou les dangers que pourraient lui faire courir actuellement son rapatriement nécessitent son maintien provisoire à l'hôpital. Il reste sourd à nos conseils, et réclame impérieusement son exeat, en s'armant au besoin de son droit d'homme libéré.

Or, cette expérience que nous faisons tous les jours, n'est-elle pas d'un enseignement très suggestif dans la grave question qui nous occupe? Proposer à nos jeunes soldats déclarés définitivement inaptes au service comme étant en imminence ou en puissance de tuberculose, de les interner pendant des mois et peut-être des années dans des hôpitaux spéciaux situés loin de leur pays d'origine, et réservés à une maladie réputée incurable, c'est faire une offre qui sera repoussée dans l'immense majorité des cas. Ceux d'entre eux qui ont un foyer, et c'est le plus grand nombre, aimeront mieux y revenir et y courir les chances d'une mort qui leur paraît d'autant moins à redouter, qu'étant simplement au début de la tuberculose, ils ne se croient point sérieusement malades, plutôt que d'acheter la guérison au prix de l'exil, de la réclusion dans ces asiles réservés qui, malgré le confort qu'ils y trouveront, leur paraîtront pires que le séjour à la caserne. Et peut-être n'auront-ils pas tort.

Les soins intelligents et dévoués, le bien-être matériel dont ils y seront entourés, ne compenseront pas les influences dépressives qui naîtront de l'isolement, du regret du foyer et du spectacle invariable des misères d'autrui. Et tout bien compté, pour beaucoup d'entre eux, la vie libre au grand air, dans les champs, au contact de leur famille, serait tout aussi salutaire que le sanatorium. Quoi qu'il en soit, on peut prévoir qu'il y aura moins de candidats qu'on ne pense pour ces léproseries modernes, et à moins de les y conduire *manu militari*, il serait possible que les places n'y fussent point très disputées.

Mais, qu'on ne s'y trompe pas ; cette fin de non-recevoir de la part des intéressés pourrait bien aboutir à un résultat inattendu. Si le principe de la responsabilité de l'État vis-à-vis de ces hommes est consacré par la loi, ils n'auront garde de ne pas s'en prévaloir. Et désireux de se soigner chez eux, ils mettront en avant l'appoint salutaire que le contact de la famille apportera à leur traitement et à leur guérison, et

émettront en conséquence la prétention de percevoir à leur
foyer le prix de journée qu'ils auraient coûté au sanatorium.
Et ils trouveront des appuis pour faire aboutir leurs reven-
dications. La pitié fera fléchir le principe de l'isolement,
l'intérêt collectif sera sacrifié à l'intérêt individuel, et l'institution du sanatorium servira de prétexte pour pensionner de
jeunes soldats qui auront passé quelques mois à la caserne
ou à l'hôpital. Peut-être ces conjectures sont-elles hasardées ?
Pourtant, il est permis, il est de notre devoir même, d'envisager toutes les perspectives qu'ouvrent à la réflexion les
projets qui sont à l'étude.

Il me paraît donc à la fois sage et équitable de maintenir
en principe la réforme n° 2 à l'égard des tuberculeux, parce-
qu'elle doit être appliquée sans conteste à tout un groupe, et
à un groupe considérable de malades de cette catégorie.
L'État doit l'assistance, cela n'est pas discutable, aux officiers, sous-officiers rengagés, gendarmes, gardes de Paris, etc.
qui deviennent malades à son service. Mais en notre âme et
conscience, il ne la doit pas aux autres, notamment aux
hommes reconnus tuberculeux dans la première année du
service, on pourrait presque dire dans les six premiers mois
qui suivent l'incorporation, car c'est ordinairement dans
cet intervalle que les déterminations bacillaires sont soupçonnées ou apparaissent chez eux.

Ces hommes, que les obligations de la profession militaire
ont à peine effleurés, forment, comme nous le savons, la
majorité de nos tuberculeux. Nous estimons qu'ils doivent
être réformés et tomber, après leur élimination, sous la loi
commune, c'est-à-dire avoir droit à l'assistance ordinaire, au
même titre que les autres citoyens malades, et bénéficier des
mesures tutélaires que le Parlement édictera tôt ou tard en
faveur de ces derniers. Il n'y a pas lieu de créer pour eux un
régime d'exception.

Que si nos finances pouvaient prendre l'essor de cette
généreuse philanthropie, qui depuis quelques années poursuit si hardiment l'amélioration du sort des phtisiques, nous

nous laisserions volontiers aller à proposer l'admission dans les sanatoria, avec les militaires de profession, de tous les phtisiques sans familles et sans ressource.

Mais il demeurera bien entendu que l'entretien de ces derniers aux frais de la guerre est une question de sentiment, il ne saurait être exigé au nom du droit. Celui-ci n'appartient strictement et rigoureusement qu'aux soldats de métier. C'est pour eux surtout, si ce n'est pour eux seuls, qu'il conviendrait de créer des sanatoria. Leur attribution exclusive à la catégorie de serviteurs ainsi spécifiés, est la seule solution à la fois possible et équitable à donner à cet important problème. C'est à notre avis, le maximum de ce que le département de la Guerre doit tenter dans cette innovation. L'armée allemande n'est pas allée, et elle n'ira jamais jusque-là. Les sous-officiers et les vieux soldats devenus tuberculeux au service sont dirigés, pour y faire des cures hygiéno-diététiques, sur certaines stations sanitaires affectées aux maladies de poitrine, telles que Görbersdorf, Reiboldsgrün, Andreasberg, Grabowsa, ou envoyés, soit dans les dépôts de convalescents de l'armée, soit dans les hôpitaux de garnison, comme celui de Thorn, où des pavillons ont été enlevés aux services ordinaires pour y être attribués aux phtisiques. Quant aux jeunes soldats réformés par tuberculose dans la première année de leur service, c'est-à-dire la grande masse des phtisiques, ils sont renvoyés dans leurs foyers pour y être admis dans les sanatoria populaires, car personne ne doute qu'ils ne soient infectés *avant* et non *après* leur entrée au service.

Il nous en coûte de réduire le projet grandiose des législateurs à qui restera l'honneur d'avoir soulevé devant le Parlement une question qui vise les intérêts les plus élevés de la population et de l'armée. Mais ramené aux sages proportions qui lui sont données dans cette consciencieuse étude, il n'en reste pas moins généreux dans son esprit, ni moins utile dans son but, et il devient plus réalisable dans la pratique. Tout bien considéré, il ne paraît pas seulement impossible de lui donner un développement plus large, mais il ne serait pas équitable de l'exiger de l'armée, car elle ne saurait être rendue responsable de manifestations morbides dans la genèse desquelles la caserne n'a eu qu'une part très indirecte.

S'il est décidé que des abris seront créés pour recevoir les vieux militaires devenus tuberculeux au service, allons-nous, pour accomplir cette œuvre, entrer dans la voie des constructions monumentales? Je dis monumentales, car du moment qu'il est institué un concours entre les ingénieurs du bâtiment, en vue de trouver le meilleur des sanatoria, comme le prévoit le projet de loi déposé sur le bureau de la Chambre, le service de santé n'échappera pas à la débauche architecturale, autrement dit aux dépenses excessives et, on peut le dire par anticipation, en partie inutiles.

Non, nos visées à nous médecins militaires sont moins ambitieuses, moins coûteuses, et pourtant leur réalisation ne laisserait pas d'être tout aussi bienfaisante.

J'ai laissé entendre plus haut que le sanatorium, considéré il y a quelques années, à la suite d'un mouvement d'opinion créé par les Congrès, comme le palladium de la société contre la tuberculose, était à l'heure actuelle fortement controversé. Il s'est produit contre lui une réaction qui a arrêté un peu partout son essor. Ce n'est point le principe de son utilité qui est discuté, c'est son application pratique aux diverses classes de la société qui est mise en cause. On avait rêvé naguère de lui consacrer des établissements spéciaux, dont le modèle serait plus ou moins calqué sur les types du genre. On revient aujourd'hui de ces exagérations ; l'expérience et la réflexion ont fait leur œuvre, les nécessités budgétaires d'autre part ont assagi les esprits. Bref, on tend généralement à l'heure actuelle à préconiser l'idée des sanatoria de fortune, c'est-à-dire créés avec des hôpitaux existants, des baraquements, des bâtiments de tous genres. On proclame qu'ils doivent être préférés aux sanatoria somptueux, élevés à grands frais en Allemagne et en Suisse, et tels qu'on rêve ou qu'on a rêvé d'en édifier en France. Les seuls éléments indispensables au traitement de la tuberculose sont l'air, la lumière, l'alimentation et le repos, or ils se trouvent partout.

C'est l'opinion à laquelle, il me semble, nous devons nous arrêter. Elle s'inspire autant des suggestions de la raison que des nécessités du budget. Avant d'entrer dans la voie des constructions onéreuses, épuisons les ressources en immeubles dont nous disposons actuellement, ne fût-ce qu'à titre temporaire pendant le temps d'essai du nouveau régime qui se prépare pour les tuberculeux.

Nous avons un hôpital situé dans une région salubre et sous un climat d'une incomparable douceur, qui depuis de longues années déjà est le rendez-vous de nos phtisiques, et qui pourrait, dès aujourd'hui, leur être attribué exclusivement. C'est l'hôpital d'Amélie-les-Bains avec ses 418 lits.

D'autre part, il existe en Algérie un certain nombre d'établissements hospitaliers qui, élevés il y a soixante ou soixante-dix ans, à l'époque des grandes expéditions militaires, sont actuellement d'une contenance trop vaste pour l'effectif normal des garnisons. Il serait aisé d'y recevoir des tuberculeux dans des locaux ou des pavillons indépendants, préalablement aménagés dans ce but. Ce régime, ainsi que je l'ai marqué tout à l'heure, fonctionne dans l'armée allemande, qui ne dispose pas de sanatoria et ne s'apprête pas à en construire. Les sous-officiers et les vieux soldats y sont traités, soit dans certaines stations sanitaires mixtes, affectées aux maladies de poitrine, soit dans les hôpitaux de garnison où des pavillons ont été distraits des services ordinaires et aménagés pour cette clientèle spéciale.

Pour exprimer en quelques mots ma pensée sur le régime médico-légal, thérapeutique et prophylactique dont sont justiciables nos tuberculeux, j'estime qu'il y a lieu de maintenir la réforme n° 2 pour les jeunes soldats, d'adopter en principe la création de sanatoria, mais de les réserver aux militaires

de profession, enfin d'ajourner la construction à grands
frais d'établissements spéciaux et monumentaux, dont la
valeur est toujours contestée et contestable, et d'y suppléer
par un essai sérieux de la cure de la phtisie par les sanatoria
de fortune, c'est-à-dire par les ressources que peuvent nous
offrir les hôpitaux actuellement existants et notamment
Amélie-les-Bains, ainsi que d'autres immeubles qui pourraient devenir disponibles, et recevoir un aménagement
approprié.

Ces conclusions s'inspirent à la fois de la stricte équité et
de la saine raison. Les améliorations qu'elles comportent
n'engagent l'État que dans la limite de ses responsabilités,
elles paraissent pratiquement réalisables, et au demeurant
sont très libérales puisqu'elles assurent un abri sûr et pro-
mettent une guérison possible si ce n'est certaine aux militaires devenus tuberculeux à la suite des fatigues d'un long
service. Elles représentent une solution moyenne entre ce
que demande le projet de loi et le sort actuel des tuberculeux ; telles qu'elles sont, elles constituent en somme un
progrès, et elles feront honneur, si elles s'accomplissent, aux
philanthropes qui en auront été les promoteurs.

V. — DE L'HYGIÈNE DES CASERNES ET DES HOMMES DE TROUPE
DANS LA DÉFENSE CONTRE LA TUBERCULOSE

En attendant que les sanatoria s'édifient et surtout justifient
les enthousiasmes ou du moins les espérances qu'ils ont fait
naître, je continue à croire que l'hygiène générale est le véritable terrain sur lequel doit s'engager la lutte défensive
contre la tuberculose. C'est ainsi que l'a toujours compris le
service de santé de l'armée, qui tout en s'efforçant de res-
treindre la dissémination des germes par le libéral usage du
crachoir et par le balayage humide, s'est efforcé de convaincre
qui de droit, et non sans résultat, que l'appauvrissement
organique déterminé par les vices de la nutrition et l'étroitesse

des habitations créait à lui seul de redoutables chances d'éclosion de la phtisie. Les médecins militaires ont fait valoir par la plume, par la parole, et par des faits, que l'augmentation de la ration d'entretien, l'élargissement et l'assainissement des habitations du soldat, les tempéraments apportés aux exigences du service constituaient la véritable prophylaxie à opposer à cette maladie. Tout récemment, ils ont introduit dans les vœux formés par la commission extra-parlementaire de la tuberculose, celui du renforcement de la ration alimentaire des jeunes recrues pendant les six premiers mois de leur présence sous les drapeaux, et celui de l'appel de la classe en octobre, au lieu de novembre, afin de lui faire subir les premières épreuves de l'acclimatement avant la venue de la mauvaise saison. Ajoutons enfin que sur leur initiative, l'alcool, ce redoutable complice du bacille de Koch, a été dans l'armée l'objet de mesures prohibitives, dont les effets salutaires se feront certainement sentir dans tout le domaine de la pathologie militaire, et notamment dans celui de la tuberculose.

L'assainissement des casernes promet des résultats non moins sûrs dans la lutte contre la tuberculose que l'édification de sanatoria. De grands progrès ont été réalisés sur ce terrain dans ces trente dernières années. Mais il reste toujours beaucoup à faire, surtout dans les vieux casernements si nombreux encore sur le territoire.

Tous les inspecteurs du service de Santé signalent depuis de longues années, partout où il y a lieu, et il y a lieu presque partout, la nécessité du désencombrement des chambrées, de la réfection des parquets usés et crevassés, de l'oblitération des entrevous, etc. La situation des latrines à l'extérieur, loin des pavillons habités, au delà de vastes cours à traverser, est depuis longtemps l'objet de critiques unanimes, et qui sont toujours à renouveler. Pour s'y rendre pendant les nuits glaciales de l'hiver, l'homme encourt d'autant plus de chances de se refroidir pendant cette excursion, qu'il sort d'une atmosphère chaude, et qu'il n'a souvent pas

le temps de se couvrir suffisamment. C'est ainsi que naissent
beaucoup de ces catarrhes des voies respiratoires qui dégénèrent si souvent en bronchites suspectes chez les jeunes
soldats, c'est-à-dire qui réchauffent des foyers bacillaires
latents, et ouvrent la série des manifestations de la phtisie
pulmonaire.

Pour remédier à ces graves éventualités, l'installation des
latrines de nuit est indispensable. Il serait sans doute très
onéreux d'élever dans ce but, contre les bâtiments habités, des
pavillons raccordés à ceux-ci par des passerelles vitrées, tels
que les prescrit l'instruction ministérielle du 28 mars 1885,
et comme il en existe dans certains casernements (Briançon,
entre autres). A leur défaut, on pourrait créer, dans un coin
de chaque lavabo du rez-de-chaussée, un minuscule réduit
mûré, où l'on installerait sous un siège en maçonnerie une
tinette mobile enlevable par l'extérieur. C'est le dispositif
des locaux disciplinaires. Il a été installé dans le lavabo
de la caserne des Tourelles à Paris. J'ai demandé, pendant
plusieurs années, dans mes rapports d'inspection que cet
exemple fût suivi ailleurs. La réforme ne paraît pas très
coûteuse ; elle se recommande d'autant plus à l'attention
que seules les raisons d'économie ont pu faire ranger les
latrines de nuit parmi les accessoires *facultatifs* des casernements par le décret du 3 mars 1899, portant règlement
sur le service de ces derniers.

Une autre question, qui a été souvent agitée entre les
architectes et les médecins de l'armée, est celle du rapport à
observer entre la contenance du casernement et le chiffre
des effectifs. Elle n'a guère visé pendant longtemps que le
volume d'air à attribuer à chaque homme. Restreinte à cette
unique préoccupation, elle est loin de répondre aux exigences de l'hygiène actuelle. La prophylaxie, surtout celle
des maladies transmissibles, exige non seulement un volume
d'air déterminé, mais aussi une *surface d'occupation suffisante* pour des hommes qui doivent vivre ensemble. Plus ils
sont espacés, moins il y a de chances de transmission des

germes morbides parmi eux. Nous avons tous rencontré, dans notre carrière, des salles hautes, spacieuses, où chaque homme ne disposait pas moins de 15 à 20 mètres cubes d'air, mais où malheureusement les lits se touchaient presque, si bien que pour y accéder, il fallait les aborder par le pied ou la tête. Dans cette étroite promiscuité, l'occupant ne saurait tousser sans projeter sur la figure de son voisin des particules fines de mucus bucco-pharyngé, qui sont précisément les véhicules ordinaires des contages, notamment de ceux de la pneumonie, de la diphtérie et de la tuberculose. Flügge et ses élèves soutiennent que celle-ci ne se propage pas autrement, ainsi que je l'ai montré plus haut. Dix hommes couchés lit à lit dans la grande nef de Notre-Dame, courraient la plus grande chance de s'infecter mutuellement, si l'un d'eux venait à contracter une maladie transmissible, bien que disposant chacun d'un nombre presque illimité de mètres cubes d'air. Développer le volume des habitations collectives pour améliorer leur hygiène générale est bien ; mais pour enrayer l'extension des maladies contagieuses, élargir l'aire d'habitation est encore mieux. Hâtons-nous d'ajouter qu'il en coûte plus à une bâtisse de se développer en surface que de s'élever en hauteur, de s'améliorer par le carré que par le cube, pour parler le langage de l'École. Il est facile de faire saisir la portée de cette critique. Il suffit pour cela de faire remarquer que les doctrines scientifiques actuelles ont sensiblement déplacé l'axe de l'hygiène prophylactique. Tant qu'on attribuait le développement des maladies infectieuses à des corps halitueux, miscibles à l'atmosphère, à des *miasmes*, le cubage libéral des espaces habités paraissait le moyen le plus propre à prévenir les funestes effets de ces virus volatils, puisque leur pouvoir nocif devait être en raison inverse du volume occupé par eux, autrement dit de leur degré de dilution dans l'atmosphère. Mais du jour où l'on fut convaincu que les moteurs pathogènes étaient constitués non par des corps gazeux, mais par des agents figurés qui, une fois émis par le malade, se répandaient en vertu de leur pesanteur autour de sa personne, sur le sol, ou sur les voisins, si ceux-ci n'étaient séparés suffisamment d'elle, de ce jour il fallait, non pas changer la vieille prophylaxie, mais l'élargir, en combinant convenablement les exigences de la surface avec celles du volume dans la construction des habitations destinées aux grandes collectivités. Il serait fâcheux que cette nécessité nouvelle fût méconnue, et que les anciens errements prévalussent dans l'établissement de l'assiette des casernements futurs [1]. Si l'insuffisance du cube d'air crée l'imminence morbide par le méphitisme de l'atmosphère respirée, l'insuffisance du carré d'habitation favorise directement les actes de la contagion. Les deux facteurs contribuent chacun à sa façon à l'extension des maladies infectieuses, celui-ci en assurant le passage du germe d'un sujet à l'autre, celui-là en désarmant l'organisme devant lui.

L'assainissement des casernes est une des armes les plus puissantes que la prophylaxie puisse diriger contre les maladies infectieuses en général, et la tuberculose en particulier. Il est permis d'y avoir une foi entière, quand on songe que cette mesure, appliquée aux quartiers ouvriers de l'Angleterre, y a eu pour résultat de réduire de 40 p. 100 la phtisie pulmonaire dans ces cinquante dernières années. Il est permis aussi de souhaiter qu'une partie des millions destinés aux sanatoria soit consacrée à l'accomplissement d'une œuvre de restauration similaire dans les habitations du soldat.

Mais il ne suffit pas d'assurer à celui-ci l'air et l'espace pour accroître sa vigueur physique, pour l'armer contre les entreprises microbiennes. Il n'est pas moins important de maintenir l'équilibre entre les recettes et les dépenses de son organisme par une réglementation sage du taux du travail et de celui de l'alimentation.

[1] Le règlement sur le service de casernement du 3 mars 1899 porte (art. 30) que l'intervalle à laisser entre deux lits voisins ne doit pas être inférieur à 0^m,50. C'est en effet un *minimum*. Les expériences de Flügge et de ses élèves démontrent que l'homme qui tousse projette des gouttelettes de mucus bucco-pharyngé jusqu'à une distance de 1 mètre de sa bouche.

Le soldat travaille beaucoup. On a dit qu'il travaillait trop, et que les méthodes d'instruction adoptées dans l'armée conduisaient volontiers au surmenage. Il faut s'entendre, et pour cela il convient de s'expliquer. Nous avons la conviction qu'en principe l'instruction et l'entraînement des soldats sont menés avec une sage progression conformément à des règles suggérées par l'expérience, adaptées au degré d'endurance des hommes et dictées par la loi qui veut qu'en mars le contingent soit prêt à entrer en campagne. Qu'elles soient transgressées çà et là, c'est possible, c'est même certain. Mais il appartient à qui de droit de modérer le zèle intempérant ; il n'y a pas lieu, croyons-nous, de faire état de ces écarts pour modifier les méthodes d'instruction. Du reste, en cette question, plus qu'en toute autre, il est difficile de trouver le juste milieu : ce qui est un exercice salutaire pour les uns, dégénère souvent en facteur pathogène pour les autres. C'est un fait d'observation journalière dans les milieux militaires. J'ajouterai que, sans nier, loin de là, le rôle pathogène de la fatigue en temps de paix, il faut pourtant marquer que c'est au moment où elle s'élève à son fastigium, en été, avant et pendant les manœuvres, période des grands efforts, que la morbidité tombe à son niveau le plus bas. Nonobstant ces réserves, la fatigue reste un facteur important dans l'étiologie des maladies du soldat. La continuité de l'effort expose l'organisme à dépenser plus qu'il ne reçoit, elle crée l'imminence morbide, et l'exemple cité plus haut des sapeurs-pompiers de Paris témoigne de sa haute puissance pathogène à l'égard de la tuberculose. Pour envisager cette question sous le jour des responsabilités qu'elle met en cause, il faut la prendre de haut sous peine d'émettre à son sujet des appréciations si ce n'est téméraires, du moins incomplètes. Ici, comme en tant de choses, la critique est plus aisée que la pratique. On a bientôt fait d'incriminer les intempérances d'activité des éducateurs de l'armée. Ne serait-il pas juste de reconnaître en même temps, qu'en poussant l'instruction comme ils le font, ils sont les instruments plus résignés qu'enthousiastes des nécessités imposées par la loi de recrutement de 1872-1889, dont nous, médecins militaires, nous avons tant de fois signalé les fàcheux effets pathologiques? Le rajeunissement de l'armée a exalté sa réceptivité morbide, notamment à l'égard des deux maladies qui la mettent en coupe réglée : la tuberculose et la fièvre typhoïde ; et d'autre part, la réduction de la durée du service est précisément la véritable cause de cette activité fiévreuse avec laquelle est poussée l'instruction, et contre laquelle s'élève parfois l'opinion, insuffisamment éclairée sur ces graves questions. Il est sans doute généreux de réclamer des adoucissements aux obligations professionnelles du soldat. Mais ne serait-il pas équitable de reconnaître également combien leur réalisation est difficile sous l'empire de la législation actuelle, qui impose aux chefs responsables le lourd devoir de doter le contingent en deux ans et quelques mois de l'instruction et de l'endurance nécessaires pour lutter contre de puissantes armées, élevées à la même école et soumises aux mêmes épreuves? Que celles-ci dégénèrent parfois en surmenage, pour les chefs comme pour les soldats, cela est inévitable, pourquoi ne pas le reconnaître, puisqu'un tel état de choses est l'effet des nécessités du temps et non pas de la volonté des hommes? Le régime militaire, créé par la loi de recrutement de 1872, l'emporte sur celui de 1831 par sa haute portée sociale, par ses aspirations vers l'égalité, par la consécration du principe de l'obligation du service pour tous. Mais si l'on se place au point de vue strict de la pathogénie, il est difficile de le louer sans réserve ; car, d'une part, il a constitué l'armée avec des éléments plus fragiles, moins résistants à l'infection microbienne que ne l'étaient ceux de l'ancienne ; et d'autre part, parce que la somme d'efforts qu'il réclame d'elle est supérieure, toutes choses étant égales d'ailleurs, à celle qui était imposée à cette dernière. Ces deux influences s'ajoutent et se traduisent par des résultats que j'ai fait entrevoir à plusieurs reprises dans cette étude.

Je crois avoir démontré que dans l'immense majorité des cas, la tuberculose, et surtout la phtisie du soldat, procède de l'auto-infection, et non pas de la contagion, à laquelle l'impartiale observation et l'interprétation scientifique des faits se trouvent amenées à n'attribuer qu'un rôle secondaire dans le développement de cette affection à la caserne. Le conscrit ne vient pas y prendre le bacille de Koch, il l'y importe, dissimulé dans les replis de son organisme où il a pénétré par des voies diverses, sans oublier celle de la vie intra-utérine. Il ne s'y trouve point, à l'instar de tant d'autres microbes, comme un hôte ordinaire, il ne fait pas simplement acte de présence, il y a accompli antérieurement des actes morbides à effets durables : il y a provoqué des réactions de défense qui s'accusent dans des productions fibreuses nodulaires, ordinairement discrètes et solitaires, au milieu desquelles il est isolé de l'organisme et provisoirement réduit à l'impuissance. Il est difficile de remonter à l'origine de ces lésions en apparence éteintes, mais il est hors de doute que leur formation est antérieure à l'incorporation. Il n'est pas moins certain que plus de la moitié de nos jeunes soldats en sont porteurs.

Que les vicissitudes professionnelles et pathologiques de la vie militaire contribuent à ramener l'activité dans ces foyers en apparence éteints et à en faire sortir des germes vivants et prêts à de nouvelles entreprises, cela est incontestable. Mais pense-t-on que les épreuves réservées au soldat ont seules ces funestes effets ? Assurément non. La pathogénie de la tuberculose par auto-infection que j'ai mise en relief à propos de l'armée, n'est pas spéciale à celle-ci. Il n'est pas téméraire d'admettre que chez les individus des deux sexes de l'âge de vingt à vingt-cinq ans, qui, à l'instar de nos soldats, quittent le foyer pour aborder les rudes labeurs du salariat, la phtisie, bien souvent, ne reconnaît pas une autre origine. En tout état de chose, qu'elle procède de la réinfection ou de la contagion directe, les causes secondes qui préparent les voies à la diffusion intraorganique des germes ne sont pas moins actionnées en dehors qu'au sein des milieux militaires. Quelle est la proportion des phtisiques de ce groupe d'individus de la population civile? On ne le sait guère, on ne le saura peut-être jamais. L'armée compte facilement les siens : elle fournit à cet égard des données précises qui frappent surtout l'attention parce qu'elles sont uniques dans leur genre. L'opinion publique en est d'autant plus vivement impressionnée, qu'ignorant la morbidité tuberculeuse des jeunes ouvriers, elle manque de terme de comparaison pour apprécier la portée vraie de celle des soldats, et se trouve amenée à attribuer aux conditions de la vie militaire un pouvoir pathogène tout à fait spécial. Il en résulte que la rigueur et la franchise du système d'information en vigueur dans l'armée se retournent contre elle, en fournissant à la critique insuffisamment éclairée des armes forgées par sa sincérité. Peut-être, si on pouvait compter les jeunes tuberculeux de l'usine, de l'atelier, et de tant de métiers qui emploient et surmènent la jeunesse des deux sexes, trouverait-on que la caserne est plutôt un abri relatif contre la phtisie qu'un foyer générateur de cette maladie. Et l'on se sentira invinciblement entraîné vers cette conclusion, si l'on réfléchit au nombre considérable d'individus qui meurent avec des foyers tuberculeux latents très anciens, plus ou moins longtemps après avoir accompli intégralement le service militaire, et en être sorti sans aucune apparence morbide. Ce ne sont pas en effet seulement les médecins d'armée, mais tous les médecins adonnés aux recherches cadavériques qui ont signalé l'extrême fréquence des vieilles lésions bacillaires chez des sujets morts d'affections les plus diverses.

De même que la contagion directe, l'auto-infection exige, pour sa réalisation, comme condition sine qua non, l'*adaptation* du terrain humain à l'évolution microbienne. Cette condition exerce un rôle prépondérant dans la pathogénie de la tuberculose du soldat, elle y est décisive. Le réveil des foyers, la rentrée en scène des germes qu'ils ont tenus captifs et annihilés jusqu'alors, sont subordonnés à l'intervention de facteurs divers et variés, mis en relief par la médecine prébacillaire, et relégués dans l'ombre par les découvertes microbiennes. L'étiologie actuelle y revient peu à peu par un juste retour des choses, car ils méritent d'être réintégrés dans le rang qui leur était attribué autrefois, ils sont les complices indispensables de la cause première ; sans eux, le contact fortuit entre celle-ci et l'organisme reste absolument stérile. Nulle part, le rôle de ces influences ne se dénonce aussi ouvertement que dans l'armée. La pathologie militaire apprend que toutes les circonstances qui mettent momentanément l'organisme en défaut, soit par l'usure excessive, soit par la réparation insuffisante, se traduisent à brève échéance par une augmentation des affections tuberculeuses dans les groupes soumis à ces influences. Les exemples en sont malheureusement aussi nombreux que suggestifs. La lamentable histoire de nos prisonniers en Allemagne nous en fournit un d'une douloureuse éloquence. Dans ce groupe d'hommes si profondément éprouvés au physique et au moral, bien plus exposés aux souffrances et aux privations qu'à la contagion, la tuberculose a causé d'épouvantables ravages. La phtisie pulmonaire y a déterminé quatre fois plus de décès que dans l'armée allemande pendant la période correspondante ; et les malheureux qui succombaient aux autres maladies régnantes, étaient la plupart affligés de lésions tuberculeuses en évolution, jusque dans la proportion de 9 sur 10, d'après les statistiques fournies par certains hôpitaux du nord de l'Allemagne (21).

Et nous trouvons un exemple plus récent, et non moins instructif dans les péripéties pathologiques de la guerre Hispano-Américaine. La tuberculose sévit sous toutes ses formes dans l'armée espagnole. Sa fréquence s'accrut d'année en année, à mesure que les travaux et les fatigues augmentaient et que les vivres diminuaient. Au plus fort des opérations, ceux-ci se réduisaient, à Santiago et en beaucoup d'autres endroits de l'Ile, à une ration exiguë de riz, de café et de sucre. Sur 200 000 hommes environ qui formaient l'armée espagnole, plus de 5 000 succombèrent à la phtisie pulmonaire, les uns à Cuba, les autres pendant leur retour en Espagne, le plus grand nombre après leur rapatriement. Ce qui montre bien que la contagion eut un rôle très secondaire vis-à-vis de celui de la misère, c'est que la mortalité fut incomparablement plus grande parmi les troupes engagées dans les opérations actives, vivant en plein air, soustraites en partie aux chances de transmission interhumaine des germes, mais soumises aux pénibles labeurs et aux dures privations d'une lutte malheureuse, que dans la fraction de l'armée qui était restée dans les principales villes de garnison où elle occupait les casernements et se ressentait à peine des souffrances de la guerre (22).

Ces exemples, empruntés aux situations extrêmes de la profession, font voir d'une manière saisissante que la fréquence de la phtisie est avant tout, et toute réserve faite de la réceptivité conférée à son égard par certaines maladies épidémiques, est avant tout fonction de la déchéance organique créée par les vicissitudes de la vie militaire. Ce sont celles-ci qui font sortir de leur assoupissement les germes que l'homme porte si souvent en lui, ce sont elles qui leur ouvrent des chances de multiplication et de dissémination dans l'économie. Ces enseignements, recueillis dans une si grande collectivité, où les recherches pathogéniques sont simplifiées par l'homogénéité de sa composition et la similitude du régime de vivre et des obligations imposées à tous ses membres, ces enseignements montrent sur une vaste échelle la haute importance qui revient aux grands facteurs de l'hygiène dans le développement de la tuberculose.

L'institution des sanatoria ne saurait atteindre ces facteurs. Aussi leur assigné-je un rôle bien secondaire dans la prophylaxie de la tuberculose dans l'armée. Ils constituent une innovation généreuse et espérons-le féconde, eu égard au traitement de cette maladie, mais rien moins que suffisante pour la prophylaxie, qui est notre principal objectif.

Il est légitime d'élever de semblables refuges pour les militaires de carrière, devenus malades au service de la patrie. Mais se proposer de les multiplier pour y donner accès à *tous* les soldats tuberculeux, c'est tenter une œuvre presqu'irréalisable en pratique, incertaine dans ses résultats, non justifiée en droit, et incompatible avec la raison d'être de l'armée. La sécurité de la patrie exige qu'elle soit toujours prête à voler à sa défense, c'est-à-dire constituée intégralement par des effectifs non seulement instruits, mais valides, aptes à supporter les rudes obligations de la guerre. C'est dans ce but, que de tout temps la loi lui a imposé, comme un impérieux devoir, de se débarrasser pour ainsi dire au jour le jour et par les procédés qu'elle a mis entre ses mains, de ses impedimenta vivants, qui sont pour elle non seulement des charges inutiles, mais des entraves gravement préjudiciables au développement de ses moyens d'action. Les projets d'édification de sanatoria militaires, agités depuis quelques années, méconnaissent cette inéluctable nécessité. Ils rêvent de créer au sein d'une collectivité formée et dressée uniquement pour les grandes luttes où se jouent les destinées de la patrie, des établissements de prophylaxie sociale, des annexes de l'Assistance publique. C'est une généreuse erreur. Les énergies de l'armée ne doivent se dépenser que pour l'idéal qu'elle cherche à atteindre, à savoir en imposer à l'extérieur par le prestige de sa science et la conviction de sa force.

Je suis de pensée et de cœur avec les hommes généreux qui rêvent de créer des établissements hygiéno-diététiques pour les tuberculeux. Mais n'en encombrons point les collectivités militaires où il n'y a point de place pour les faibles. Ne confondons pas ensemble des choses qui ne se concilient pas entre elles. Laissons-les chacune là où elles doivent être, sous peine de les voir se causer mutuellement de graves préjudices. Que la philanthropie poursuive son œuvre humanitaire par ses voies et ses moyens propres ; que l'armée se dévoue exclusivement à la sienne qui lui impose des devoirs d'un ordre tout différent, et des devoirs qui font peser sur elle les plus terribles responsabilités.

J'ai pris à tâche de montrer l'extrême importance des causes secondes dans la genèse de la tuberculose. Mais je me garderai bien de régler rigoureusement la prophylaxie sur ces conclusions. Des observateurs consciencieux, frappés de ce que l'on découvre sur le cadavre 60, 70 et même 90 fois sur 100 d'après Naegeli (23), des lésions tuberculeuses non soupçonnées en raison de leur exiguité et de leur complet assoupissement, en ont conclu que l'agent pathogène de la tuberculose était ubiquitaire, que c'était faire œuvre stérile que de chercher à s'opposer à sa pénétration dans l'organisme, et que tous nos efforts devaient tendre à rendre celui-ci réfractaire à ses agressions. Je suis loin de m'associer à cette pratique exclusive, tout en reconnaissant le bien fondé de l'orientation nouvelle que tend à prendre la prophylaxie. J'ai foi dans la transmission héréditaire du germe ; mais je n'en reste pas moins convaincu que celui-ci se prend aussi dans les milieux ambiants, infectés à jet continu par les phtisiques qui sont les principaux agents de sa dissémination. L'isolement de ceux-ci ou du moins l'anéantissement des produits de leur expectoration s'imposent toujours comme un impérieux devoir à la prophylaxie. Continuons, comme par le passé, à lutter contre la phtisie par le crachoir, mais n'oublions pas que le bacille ne peut perpétrer ses méfaits sans la complicité de facteurs multiples, dont les plus puissants sont l'insuffisance de l'alimentation, le surmenage, la malpropreté du corps, des habitations, des rues, l'impureté de l'air, le manque de lumière et surtout l'alcoolisme dont on ne saurait trop redouter l'influence néfaste. Nous poursuivons avec conviction, dans nos habitations militaires, l'organisation de la défense contre le microbe. Mais il ne faut point séparer la cause première de son substratum. La lutte contre le bacille restera stérile, si elle n'est pas secondée par le déploiement parallèle d'efforts sérieux et constants en vue de l'accroissement de la résistance humaine.

Les pouvoirs publics se sont mis à la tête de la croisade contre la tuberculose. Le Parlement n'a pas oublié l'armée. Les lumières médicales qu'il compte parmi ses membres lui suggéreront certainement que les auxiliaires indispensables de la lutte contre la phtisie du soldat sont « l'élargissement de la surface d'habitation par la construction des bâtiments reconnus nécessaires, l'augmentation de la ration alimentaire par plus de libéralité dans les fixations budgétaires, et enfin, l'amélioration du régime du travail par moins de parcimonie dans la fixation de la durée du service » (24). La base la plus solide de la prophylaxie de la tuberculose est le développement de la vigueur physique de l'homme et l'amélioration de ses conditions hygiéniques et sociales.

INDEX BIBLIOGRAPHIQUE

1. KELSCH ET VAILLARD. — Recherches sur les lésions anatomo-pathologiques et la nature de la pleurésie. *Arch. de physiol. norm. et pathol.*, 1886, t. VII, 3ᵉ série, p. 221.

2. Veröffentlichungen aus dem Gebiete des Militärsanitätswesens, herausgegeb. von der Medizinal. Abtheil. des Königl. Kriegsminister, Heft 14. Die Lungentuberculose in der Armee. Bearbeitet in der Mediz. Abtheil. des Königl. Preuss. Kriegs Minister., p. 2 et Sanitäts Ber. über die Königl. Preuss. Armee, 1897-1898, p. 36 et suiv.

3. *France militaire*, 1902, nᵒ 25.

4. KELSCH. — Quelques réflexions sur la pathogénie des affect. tubercul., d'après des observ. clin. et anato-path. *Gaz. hebdom.*, 1893.
— A propos de la contagion de la tuberculose, *Séance Acad.* du 31 mars 1896.
— Sur la prophylaxie de la tuberculose, *Séance Acad.* 31 mai 1898.
— La tuberculose dans l'Armée. *Communication faite au Congrès de l'Association pour l'avancement des sciences en 1900.*

5. KELSCH et BOISSON. — Note sur le diagnostic précoce des affect. tub. du thorax par le radioscope. *Communicat. à l'Acad. de Méd., Séance du 21 décembre 1897.*

6. CORNET. — Die acute mil. Tub., in *Nothnagel's Handb. der speciel. Path. u. Ther.*, Bd. 14, 2 Theil.

7. FLÜGGE. — Die Verbreitung der phtise durch staubformiges Sputum u. durch Husten verspritzte Tröpfchen. (*Zeitschr. f. Hyg. u. Infectionskrankh., herausgegeb. von Dʳ Koch, und Dʳ Flügge,* 1899, t. 30, p. 113.

8. KELSCH, BOISSON et BRAÜN. — De la virulence des pouss. des casernes, notamment de leur teneur en bacilles tubercul. *Communication à l'Acad. Méd., Séance 27 décembre 1898.*

9. FLÜGGE. — Loc. cit.
LASCHTSCHENKO. — Ueber Luftinfection durch beim Husten, Niesen u.

Sprechen verspritzte Tröpfchen. (*Zeitsch. f. Hyg. u. Infcctions-krankh.*, *herausgegeb. von Dr Kock. u. Flügge.*, 1899, t. 30, p. 125.

Br. Heymann. — Ueber die Ausstreuung infect. Tröpfchen beim Hust. der Phtisiker. (*Ibid.*, p. 139).

R. Sticher. — Ueber die Infectiosität in die Luft ubergefuhrt. Tuberkel-bacillenhaltig. Staubes. (*Ibid.*, p 164.).

M. Beninde. — Beitrag z. Kenntniss der Verbreitung der Phtise durch verstaubt. Sputum. (*Ibid.* p. 193).

C. Flügge. — Weitere Beiträge zur Verbreitungsweise u. Bekämpfung der Phtise. (*Ibid.* t. 38, p. 1).

B. Heymann. — Versuche über die Verbreit. der Phtise durch ausgehus-tete Tröpfchen u. durch trocken. Sputumstaub. (*Ibid.*, p. 21).

10. Flügge. — *Loc. cit.*, t. 30, p. 113.

11. *Ibid.*, p. 114.

12. Cornet. — *Zeitsch. f. Hyg. Bd.*, V. p. 285 et 305.

13. Flügge. — *Zeitsch. f. Hyg.*, t. 30, p. 115, *et Sticher.* (*Ibid.*, t. 38, p. 192.).

14. — *Loc. cit.*, t. 38, p. 1 et suiv.

15. Famechon. — Étude statistique sur la tuberculose à la légion de la garde républic. *Arch. méd. et de Pharm. mil.*, 1901, t. 37, p. 421.

16. Commission de la tuberculose. Moyens pratiques de combattre la pro-pagation de la tuberculose. Paris 1900, p. 9.

17. Statistique Médicale de l'armée pendant 1900. Carte des pertes moyennes de l'armée pendant la période quinquennale 1893-1897.

18. Scherning. — Die Tuberculose in der Armee. *Vortrag auf dem Kongress « zur Bekämpfung der tuberculose als Volkskrankheit ».am 24 mai 1899 gehalten.*

19. Colin. — Discussion sur la prophylaxie de la tuberculose. *Bull. acad. méd.*, juin 1898.

20. Arnaud et Lafeuille. — Statist., étiolog. et prophyl. de la tubercul. dans l'armée. *Arch. de méd. milit.*, 1900.

21. Sanitäts-Bericht uber die Deutsch. Heere. Morbidität u. Mortalität. Bd II, p. 169.

22. Ballota Taylor. — La porte d'entrée pour le bacille de la tuberculose, *Mém. présenté au* xiii° *Congrès intern. de méd. à Paris ; août*, 1900.

23. Naegeli. — *Virchow's Arch.* Bd. CXL ; cité par Flügge, Weitere Beiträge, etc. *Zeitschr. f. Hyg.*, t. 38, p. 17.

24. Kelsch. — Sur la Prophylaxie de la tuberculose. *Communication à l'Aca-démie de méd., Séance du 31 mai* 1898.

TABLE DES MATIÈRES

ÉVREUX, IMPRIMERIE DE CHARLES HÉRISSEY

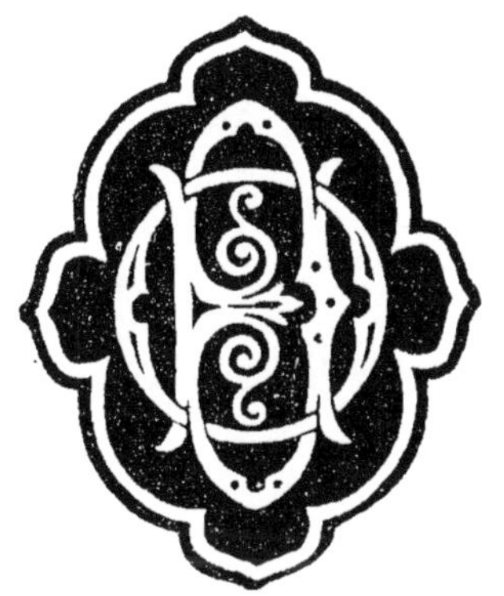